Quality Indicator

[医療の質]を測り改善する
聖路加国際病院の先端的試み

2022

編集
聖路加国際病院
QIセンター
QI委員会

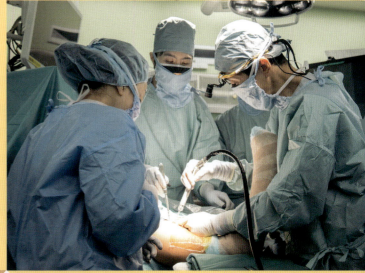

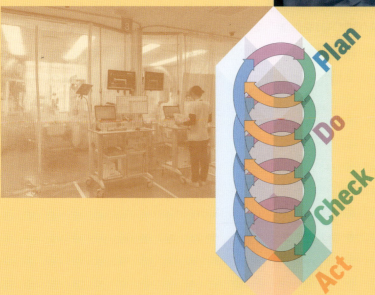

インターメディカ

序文

聖路加国際病院
副院長・QIセンター長
小宮山 伸之

聖路加国際病院における、医療の質指標（Quality Indicator：QI）を用いた医療の質改善活動［QI（Quality Improvement）活動］は、前病院長の福井次矢先生の指導により2005年度から始まりました。毎年、それまでのQI活動を一冊の本にまとめて出版してきました。今年も昨年に続いて『Quality Indicator 2022［医療の質］を測り改善する』をお届けいたします。

このようなQI活動を始めてから18年目となり、病院のあらゆる部署で独自のQI指標が設定され、PDCAサイクル（Plan「計画」⇒Do「実行」⇒Check「評価」⇒Act「改善」）に沿った改善活動の実践が根付いています。重点QIに定めている指標を含む病院全体として取り組むべきQI指標については、毎月開催されるQI委員会の場で改善状況（QI指標の測定結果）を発表し、実践内容やPDCAサイクルでの問題点などを議論しています。また、各部署でも自部署が改善に取り組むQIを設定しており、年に1回開催される、診療活動や業務改善などに関する全職員による研究・業績発表会である「聖路加アカデミア」でも、各部署のQI活動を紹介する発表を通じ、活発なディスカッションが繰り広げられています。

当院は、提供する医療の質・安全について海外の第三者機関による評価を受けてきました。米国に本部がある国際的な認定機関であるJoint Commission International（JCI）による認定を2012年から受け、3年ごとに更新し、2022年1月には4回目の更新を終えました。また、2019年には、

最高の看護ケアと看護実践の専門性やチームワークを評価するアメリカ看護師認証センター（The American Nurses Credentialing Center：ANCC）によるマグネット認証（Magnet Recognition®）を、国内で初めて受けることができました。これらの認定・認証取得の過程においては、病院幹部がQI活動全体を紹介したり、各部署にあるQI指標の測定状況を掲示するQIボードを用いて、現場のスタッフが具体的なQI活動の現状を説明したりすることについて毎回高い評価を受けてきました。

　当院の創設者であるルドルフ・B・トイスラー博士による、「キリスト教の愛の心が人の悩みを救うために働けば、苦しみは消えて、その人は生まれ変わったようになる。この偉大な愛の力をだれもがすぐわかるように計画されてできた『生きた有機体』がこの病院である」という全職員に向けたメッセージは、90年近くにわたり受け継がれてきました。現在は新型コロナウイルス感染症（COVID-19）のパンデミック第8波に入り、当院でも近隣医療施設と同様に医療提供環境の深刻な状況が続いています。その中にあって、聖路加国際病院は『生きた有機体』として全職員が心を合わせ、医療の質・安全を維持しつつ、この困難を乗り越えようと日々奮闘しています。その礎には、全職員が熱意とたゆまぬ努力をもって培ってきた、医療の質と安全を常に改善・進歩させようとするQI活動の精神があります。これは今後もさらに発展し、本書をもって引き継がれていくものと確信しています。

2022年12月

Quality Indicator 2022
［医療の質］を測り改善する
聖路加国際病院の先端的試み

C O N T E N T S

序文	小宮山 伸之	2
聖路加国際病院 執筆者一覧		8
「Quality Indicator 2022」誌面の特徴		10

第1章　QI とそしてこれから。現場からみる医療の質改善
―Quality improvement 2.0 の時代に―　　水野 篤 ……………… 12

第2章　JCI・マグネット認証における医療の質評価
浅田 美和／川名 賢一郎／岡部 真也 ……………… 26

St.Luke's　コラム1　　深澤 千寿美／服部 加奈子 ……… 39

第3章　病院全体　　40

01	病床利用率、平均在院日数	利根川 崇／佐藤 えり	42
02	医業利益率	小澤 敏宏	45
03	予約センター電話応答率	利根川 崇／佐藤 えり	47
04	紹介率・逆紹介率	岡田 太郎	49
05	救急車受入台数、救急車・ホットラインの応需率	大谷 典生	52
06	死亡退院患者率	QI 委員会	55
07	剖検率	QI 委員会	56
St.Luke's	コラム2	金児 玉青	57

第4章　患者満足　58

08 意見箱投書中に占める感謝と苦情の割合　久保田 純子 …………………… 60
09 患者経験調査　金児 玉青 …………………… 63

第5章　報告・記録　68

10 ２週間以内の退院サマリー作成率、
48 時間以内の手術記録作成率　阿部 香代／押見 香代子 ………… 70
11 検体検査の報告に要した平均時間　服部 加奈子／深澤 千寿美 ……… 74

第6章　看護　76

12 褥瘡発生率　近藤 玲加／黒木 ひろみ ………… 78
13 褥瘡発生リスクの高い人に対する
体圧分散寝具の使用率（処置実施率）　近藤 玲加／黒木 ひろみ ………… 82
14 入院患者のせん妄評価率・発症率　嶽肩 美和子 …………………… 84
15 転倒・転落発生率、転倒・転落による損傷発生率　笠井 愛／嶽肩 美和子 ………… 87
16 転倒・転落リスクアセスメント実施率、
転倒・転落予防対策立案率、転倒・転落予防対策説明書発行率、
転倒・転落リスク再アセスメント実施率　笠井 愛／嶽肩 美和子 ………… 91
17 身体拘束実施率　嶽肩 美和子 …………………… 94

第7章　検査・薬剤　96

18 ステロイド服薬患者の骨粗鬆症予防率　小澤 廣記 …………………… 98
19 入院患者のうち薬剤管理指導を受けた者の割合　阿部 猛／後藤 一美 …………… 101
20 向精神薬を服薬中の外来患者の中で抗不安薬・睡眠導入薬・
抗うつ薬・抗精神病薬を各２種類以下、かつ、抗不安薬と
睡眠導入薬の合計を３種類以下に留めた割合　池田 真人／落合 尚美／
太田 大介／山田 宇以／
種本 陽子 …………………… 103
21 免疫療法・化学療法により発症する B 型肝炎の HBV キャリア・
既感染者スクリーニング率　森 信好 …………………… 105

Quality Indicator 2022 ［医療の質］を測り改善する 聖路加国際病院の先端的試み CONTENTS

第8章　手術・処置　　108

22　執刀開始1時間以内に予防的抗菌薬投与を開始した割合　　QI委員会 ……………………110

23　ガイドラインに準拠して予防的抗菌薬が
　　投与されている患者の割合　　QI委員会 ……………………112

24　非心臓手術における術後24時間以内・心臓手術における
　　術後48時間以内に予防的抗菌薬投与が停止された割合　　QI委員会 ……………………113

25　大腿骨近位部骨折患者の手術翌日離床達成率　　真下 翔太 ……………………115

26　手術患者におけるシバリング発生率　　齋藤 佑美子 ……………………117

27　肺癌切除患者における初診から1か月以内の手術率　　板東 徹 ……………………119

St.Luke's　コラム3　　黒木 ひろみ ……………………121

第9章　生活習慣　　122

28　75歳以下の糖尿病患者の腎症スクリーニング率　　能登 洋 ……………………124

29　高血圧患者の血圧測定率　　蟹江 崇芳／小宮山 伸之 …………126

30　降圧薬服用患者の血圧コントロール率　　蟹江 崇芳／小宮山 伸之 …………127

第10章　脳・神経　　130

31　前方循環系主幹動脈閉塞による急性期脳梗塞に対する
　　早期血管内治療の割合　　佐藤 慎祐 ……………………132

32　虚血性脳卒中患者における抗血栓薬退院時処方率　　木村 哲也 ……………………134

33　心房細動・心房粗動を伴う虚血性脳卒中患者における
　　抗凝固薬退院時処方率　　木村 哲也 ……………………136

34　脳卒中患者におけるリハビリテーション実施率　　木村 哲也 ……………………138

第 11 章 心血管　　140

35 ST 上昇型急性心筋梗塞の患者で病院到着から PCI までの
　　所要時間が 90 分以内の患者の割合　　蟹江 崇芳／小宮山 伸之 ……… 142

36 急性心筋梗塞患者における
　　病院到着前後 24 時間以内のアスピリン処方率、
　　急性心筋梗塞患者における
　　病院到着後 24 時間以内の β - 遮断薬処方率　　蟹江 崇芳／小宮山 伸之 ……… 144

37 左室機能が悪い急性心筋梗塞患者への
　　ACE-I/ARB 退院時処方率　　蟹江 崇芳／小宮山 伸之 ……… 147

38 急性心筋梗塞患者における退院時処方率
　　（アスピリン、β -遮断薬、ACE-I/ARB、スタチン）　　蟹江 崇芳／小宮山 伸之 ……… 149

39 PCI 後 24 時間以内の院内死亡率　　QI 委員会 ……… 152

40 心不全入院患者における左室機能評価　　蟹江 崇芳／小宮山 伸之 ……… 153

41 左室機能が悪い心不全入院患者への
　　ACE-I/ARB/ARNI 処方率・β - 遮断薬処方率　　蟹江 崇芳／小宮山 伸之 ……… 155

42 心不全入院患者における退院後予約割合　　蟹江 崇芳／小宮山 伸之 ……… 158

43 心不全患者における退院後の治療計画記載率　　蟹江 崇芳／小宮山 伸之 ……… 161

第 12 章 感染管理　　162

44 中心ライン関連血流感染（CLABSI）発生率　　坂本 史衣 ……… 164

45 膀胱留置カテーテル関連尿路感染（CAUTI）発生率　　坂本 史衣 ……… 166

46 人工呼吸器関連イベント（VAE）発生率　　田村 富美子／坂本 史衣 ……… 168

47 メチシリン耐性黄色ブドウ球菌（MRSA）菌血症発生率　　坂本 史衣 ……… 170

48 クロストリディオイデス・ディフィシル トキシン
　　陽性患者発生率　　坂本 史衣 ……… 172

49 手指衛生実施率　　坂本 史衣 ……… 174

50 手術部位感染（SSI）発生率　　坂本 史衣 ……… 176

聖路加国際病院　執筆者一覧

監修

石松 伸一　　院長

水野 篤　　　QI委員会委員長

編集

QIセンター

QI委員会

執筆（掲載順）

小宮山 伸之　副院長／QIセンター センター長／
　　　　　　心血管センター センター長／循環器内科部長

水野 篤　　　QI委員会委員長／循環器内科副センター長／
　　　　　　QIセンター医療の質管理室室長

浅田 美和　　QIセンター医療の質管理室ナースマネジャー／
　　　　　　看護管理室ナースマネジャー

川名 賢一郎　医療安全管理室マネジャー／
　　　　　　QIセンターマネジャー

岡部 真也　　QIセンターアシスタントマネジャー／
　　　　　　QIセンター医療の質管理室

深澤 千寿美　臨床検査科検体検査室マネジャー

服部 加奈子　臨床検査科生理機能検査室マネジャー

利根川 崇　　病院事務部医事課マネジャー

佐藤 えり　　医事課企画係

小澤 敏宏　　財務部財務経理課マネジャー

岡田 太郎　　医療連携室マネジャー／聖カタリナ病院事務長

大谷 典生　　救急部 部長／情報システムセンター センター長

金児 玉青　　副看護部長／QIセンター医療の質管理室／
　　　　　　サービス向上委員会副委員長

久保田 純子　病院事務部患者サービス課マネジャー／
　　　　　　病院事務部医事課マネジャー

阿部 香代　　医療情報課

押見 香代子　医療情報課

近藤 玲加　　褥瘡管理者／皮膚・排泄ケア認定看護師／
　　　　　　看護管理室

黒木 ひろみ　皮膚・排泄ケア認定看護師／特定看護師／
　　　　　　6W病棟ナースマネジャー

嶽肩 美和子　QI委員会副委員長／
　　　　　　看護管理室ナースマネジャー／
　　　　　　QIセンター医療の質管理室ナースマネジャー／
　　　　　　カタリナ病院看護部門ナースマネジャー

笠井 愛　　　QIセンター医療安全管理室ナースマネジャー／
　　　　　　医療安全管理者

小澤 廣記　　アレルギー膠原病科医員

阿部 猛　　　薬剤部マネジャー

後藤 一美　　薬剤部長

池田 真人　　リエゾンセンター センター長／精神科部長

落合 尚美　　精神科医長

太田 大介　　心療内科部長

山田 宇以　　心療内科医長

種本 陽子　　心療内科

森 信好　　　感染症科医長

真下 翔太　　リハビリテーション科
　　　　　　アシスタントマネジャー

齋藤 佑美子　手術室看護師／手術看護認定看護師

板東 徹　　　呼吸センター長／呼吸器外科部長

能登 洋　　　内分泌代謝科部長

蟹江 崇芳　　循環器内科医員

佐藤 慎祐　　脳神経外科医長／神経血管内治療科副医長

木村 哲也　　神経内科部長

坂本 史衣　　QIセンター感染管理室マネジャー

田村 富美子　副看護部長／ICUナースマネジャー

事務局

【医療情報課】

大泉 綾（アシスタントマネジャー）

元木 努（アシスタントマネジャー）

中島 秀樹

増井 直美

堀川 知香

梶間 菜美子

橋本 有紀

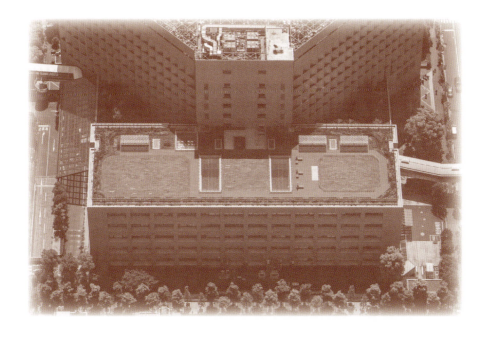

「Quality Indicator 2022」誌面の特徴

医療の質を評価する3つの側面（構造・過程・結果）のどれに相当するのかを示しています。

JCI（Joint Commission International）あるいは、JC（Joint Commission）で取り上げている指標であることを示しています。

改善のためのPDCA（Plan, Do, Check, Act）サイクルを回した回数を1～2回、3～4回、5回以上の3段階で表しています。

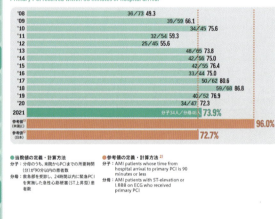

QI指標改善のための介入パターンをアイコンで示しています（p.24 参照）。
＊すべての指標に入っているわけではありません。

質を改善する4つのステップであるP(Plan)、D(Do)、C(Check)、A(Act)を用いて、いつ、どのような改善策のサイクルを回してきたのかを示しています。

Door - to - Balloon時間が保険点数に反映。
臨床現場として医療の質をさらに高める努力を継続

以前から救急部(ER)と循環器チームでのカンファレンスは行われていましたが、当初は数値に関してしっかり観察できていませんでした。2011年・2012年の数値の低下に危機感を感じ、再度ERとのカンファレンス(毎月開催)で改善方法がないか検討しました。ERからの入院時にルーチンで行われていた胸部X線写真と尿道カテーテルの挿入を必要時のみ施行するように決定したことなどを受けて、心電図施行後からのカテーテル室への入室時間は約10分の短縮が可能となりました。2013年以降、90分以内の到達件数がようやく70%台まで改善しました。

その後、2018年には達成率86.8%となりましたが、その後達成率は伸び悩んでいる状況です。2020年には、新型コロナウイルス感染症(COVID-19)に対する感染予防策の影響もあっ

て、90分以内の達成率は一旦72.3%まで落ち込みました。2021年に関しては、若干改善傾向を認めるものの、ほぼ横ばい(73.9%)で推移しています。未達成の要因としては、以前までのデータと同様、特に休日・夜間帯の症例でカテーテル検査開始までに時間を要していることが分かっています。引き続きERとも協力しながら個々の症例の目標時間を達成できなかった原因を振り返り、毎月のカンファレンスにてフィードバックを継続していく予定です。

また、現在Door - to - Balloon時間は保険点数にも反映され、医療の質を診療報酬に還元するという1つの試金石となる指標となりました。今後もさらに臨床現場から医療の質を高める努力を継続していく必要性を実感しています。

参考文献
1) America's Hospitals: Improving Quality and Safety; The Joint Commission's Annual Report 2015.
2) The Joint Commission: Specifications Manual for National Hospital Inpatient Quality Measures, Version 4.3b AMI-8a Primary PCI Received Within 90 Minutes of Hospital Arrival. http://www.jointcommission.org/assets/1/6/HIQR_Jan2014_v4_3b.zip (2015.06.04 available)
3) Antman EM, et al.: ACC/AHA guidelines for the management of patients with ST-elevation myocardial infarction. Circulation. 2004; 110(9): e82-292.
4) Flynn A, et al.: Trends in door-to-balloon time and mortality in patients with STEMI undergoing PPCI. Arch Intern Med. 2010; 170: 1842-1849.
5) 日本心血管インターベンション治療学会(CVIT):J-PCIレジストリー 2018年報告. http://www.cvit.jp/registry/annual-report.html (2022.11.10 available)

PDCAの図が示されていない指標は、よい値・同水準を維持しているものとなります。
これらの指標は1年に1回測定し、値に変化が起きたときに介入を行います。そうすることで、測定指標が増え続けても、より介入が必要な指標に焦点をあてることができます。

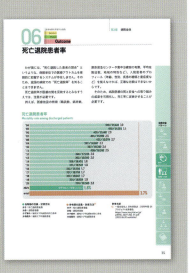

QIとそしてこれから。
現場からみる
医療の質改善
－Quality improvement
　2.0の時代に－

第1章

Quality improvement 2.0

聖路加国際病院のQIの歴史

　聖路加国際病院では2003年7月より、医療情報システムSMILE Ⅲ（St. Luke's Medical Center Information Systems Linkage Environment Ⅲ）が全面稼動し、日常診療で行われるほぼすべての診療情報が電子保存されるようになりました。稼動後、時が経つとともに、多くの医療情報が蓄積され、一次利用（診療現場での利用）のみならず、データを収集・解析して診療の改善に役立てる二次利用も可能となってきました。

　そこで、就任直後の福井次矢院長の指示により、2005年5月、蓄積された電子情報を有効活用する目的で診療情報解析システムワーキンググループ（WG）が立ち上げられました。メンバーは、院長以下医師7名、診療情報管理士4名、システムエンジニア3名、事務員2名で、必要に応じて増員していきました。翌2006年度からは**QI委員会**となり、現在も毎月継続して活動を続けています。当院のQI委員会において、QIとは**「Quality indicator（医療の質を表す指標）に基づき、Quality improvement（医療の質を改善すること）」**の2つの意味をもっています。

QI委員会 2022年度組織体制

委員長…QIセンター 副センター長（医師）
副委員長…ナースマネジャー
副委員長…リハビリテーション科マネジャー
事務局…医療情報課

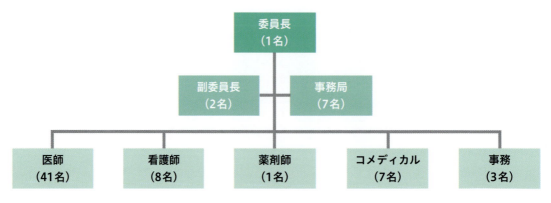

当院のQI活動の中で、もう1つ最初に触れておく必要があるのは、**QIセンター（Quality Improvement Center）** です。国際的医療施設評価機関であるJCI（Joint Commission International）の初回認定を目指す過程の中で、2012年4月に、統合的かつ継続的な質向上を司る部門としてQIセンターを発足させました（JCI認証と医療の質改善に関しては第2章参照）。QIセンターは、本院および附属医療機関の医療安全、感染管理、診療・環境の質、患者・職員満足度、業務改善、教育研修などを包括した医療の質改善を目指す、全職種横断的な部署として位置づけられています。

　以上の2つの組織（QI委員会とQIセンター）が2軸となって当院のQI活動が行われています。

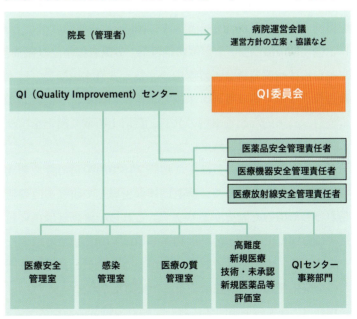

医療の質と患者安全に関する体制：QIセンター組織図

日本でのQI活動の現状

第1章　QIとそしてこれから。
現場からみる医療の質改善

　聖路加国際病院が先進的な取り組みとして開始したQI活動ですが、当時はほかに、東京都病院協会による診療アウトカム事業や国立病院機構による臨床評価指標の試み、さらには京都大学でQuality Indicator/Improvement Projectが実践されていました。2010年度からは、厚生労働省「医療の質の評価・公表等推進事業」として日本全体で臨床指標の選択、公表方法などが医学的・社会的観点から総合的に検討され始め、2019年度からは、これまでの既存の取り組みを最大限に活かすことを前提とした、厚生労働省補助事業「医療の質向上のための体制整備事業」に形を変え、①医療の質向上のための協議会、②作業部会：（QI活用支援部会・QI標準化部会）、③医療の質向上のためのコンソーシアムを事業実施体制として進められています。

　医療の質向上のための協議会は、これまで「医療の質の評価・公表等推進事業」に参加してきた9団体（全日本民主医療機関連合会、国立病院機構、日本病院会、恩賜財団済生会、日本慢性期医療協会、全日本病院協会、労働者健康安全機構、全国自治体病院協議会、日本赤十字社）と日本医師会、日本看護協会などで構成され、医療の質指標の標準化や公表方法の検討、具体的な改善事例の共有、質向上の取り組みを担う人材育成などが検討されています。[3]

　このように、医療の質は主に病院全体で診療科の枠を超えて評価されることが多く、病院団体が主導して研究・改善活動が行われてきた歴史があります。これらの質評価は主に包括評価方式（DPC：Diagnosis Procedure Combination）データを用いる、もしくは各病院での電子カルテデータをそれぞれの病院の努力により抽出することで測定されています。

　現在は、各種の学術団体において独自の特徴あるシステム・レジストリー登録を用いて、独自性のある、疾患特異的な医療の質評価も行うことが可能となっています。例えば、日本心血管インターベンション治療学会・日本心臓血管外科学会

16

などはNCD（National Clinical Database）という学会独自の登録データベースを用いて、医療の質改善プロジェクトを実践しています。また、日本腎臓学会でのJ-CKD-DB、日本糖尿病学会J-DREAMSなどをはじめ、SS-MIX2（Standardized Structured Medical Information eXchange：厚生労働省電子的診療情報交換推進事業）を用いてデータを自動抽出できるシステムも用意されています。

　さらに近年は、診療報酬明細書のデータや、特定健診・特定保健指導のデータなどを有効活用することも増えてきて、地方自治体でのロジックモデルという枠組みに医療の質が組み込まれ始めています。もちろん、外来診療と比較すると入院診療におけるデータ収集のほうが容易で均質化されていますが、今後は外来診療における医療の質評価も全国のデータ（Administrative data）で詳細に評価されることが予測されます。

　このように病院団体および学術団体という横方向の連携だけではなく、データの利用可能性という点でも医療の質の評価に関して幅広い視点が出てきています。

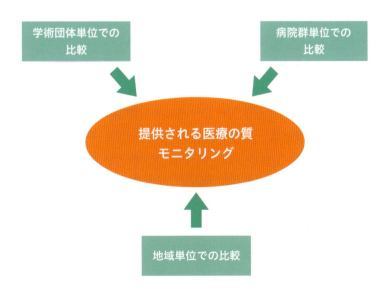

医療の質評価指標の設定と
Quality improvement

聖路加国際病院での医療の質評価指標の策定は以下のような
プロセスで始めました。

❶モデルレポートの検討

すでに欧米では、MHA（Maryland Hospital Association）、
NQF（National Quality Forum）、The Joint Commission、
AHRQ（Agency for Healthcare Research and Quality）、
ACHS（The Australian Council on Healthcare Standards）
など、さまざまな団体・組織によってQuality Indicatorが
公表されていました。

私たちは、これらのレポートの中から、モデルとなるもの
を選び出すことから作業を開始しました。モデルとする条件
はフリーアクセスでき、選出されている指標が十分吟味され
ていること、数値が明示されており、当院のデータと比較検
討ができることなどとしました。

これらの条件を満たすレポートのうち、米国AHRQから
のNational Healthcare Quality Report 2004（指標数
179）、オセアニアACHSのACHS Clinical Indicator Results
for Australia and New Zealand 1998-2003（指標数245）
を選択しました。

❷院内部署へのヒアリング、および文献検索

モデルレポートで扱われている指標を院内の全職種全部署
へ配布・提示し、わが国および当院の医療事情に合う指標が
ないか、医師1名、診療情報管理士3名、システムエンジニ
ア1名で、約1か月をかけてヒアリングを行いました。その
まま指標として使用可能なものと、わが国の医療事情に合わ
ないもの、当院の電子カルテシステムからは算出できないも
のなどに分類しました。

さらに、モデルレポートにない新規指標が提唱された場合
は、比較できるような指標がないか、国内外の文献を検索し
ました。

❸サンプルデータの定義と作成

　以上のような手順を踏んだうえで、2004年1月1日より12月31日の1年間の電子カルテの中から、主としてモデルレポートの定義に準じたQuality Indicatorを算出し、サンプルデータを作成しました。モデルレポート内の定義と異なる方法でのデータ抽出の場合には、抽出可能なもっとも近い値を代用することとしました。

❹フィードバックおよび妥当性の検討

　サンプルデータは関連部署へフィードバックし、WGメンバーと複数回の協議のうえ、修正が必要かどうか検討し、妥当性の評価を行いました。

❺Quality Indicatorの確定とSLQHR発刊

　関連部署と協議した結果に基づいて作成されたデータは、WG内で再度検討し、取捨選択の後、2006年1月、フリーペーパーとしてSt. Luke's Quality and Healthcare Report (SLQHR)を発刊しました。

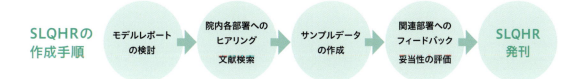

SLQHRの作成手順：モデルレポートの検討 → 院内各部署へのヒアリング 文献検索 → サンプルデータの作成 → 関連部署へのフィードバック 妥当性の評価 → SLQHR発刊

　その後、2007年12月に（株）インターメディカから書籍『Quality Indicator［医療の質］を測る 聖路加国際病院の先端的試み Vol.1』として発刊されて以後、定期的に発刊し、本書は14冊目となります。この書籍は多くの読者へ当院の活動を伝えるものですが、実際の活動はより現場に根ざしたものになりつつあります。2014年度より、各診療科・部署から1つ以上の指標を提案してもらうことにしました。そのため、本書で報告しているもの以外にも多くの指標を測定しています。

❻QI測定とQI委員会での報告

QI委員会では3か月に1度、指標の担当者が指標値や改善活動状況などを発表し、委員長や委員からの意見に応えるというのが基本的な流れです。各診療科・部署の指標担当者がこのQI委員会に参加するメリットは大きく2つあると考えています。

①自身の部門における診療の質に関して客観的に責任をもって評価できるようになること
②他部門の質評価指標を聞けること

実際に、各指標担当者から臨床現場のボトムアップとして各部門の改善活動を実践することにつながっている実感があります。また他の診療科でどのようなことを大切にしているのかを知ることができる数少ない機会であり、新型コロナウイルス感染症（COVID-19）流行前には、朝が早いにもかかわらず、病院内外から多くの医療従事者が見学に訪れていました。また2022年現在は、少しずつ見学者の数が戻りつつあります。

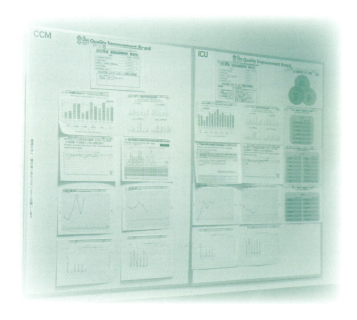

医療の質改善の
次のステップ－QI 2.0－

　長年の当院全体のQI活動の結果、2022年現在、QI活動の変化として大きく3つの傾向が挙げられます。

❶ QI活動は病院の文化として根付いてきた
❷ QI活動の基盤が病院もしくは管理者主導から現場主導へ
　 移行し始めてきている
❸ データ解析の多様化および、改善方法に対しての新たな
　 方向性が求められている

❶ QI活動は病院の文化として根付いてきています。「QIって何？」という病院スタッフはほとんどいなくなったのではないかと思います。

　さらに、これまで医療の質均てん化、底上げという観点で、主にガイドラインでいえばClass I（および逆にClass III）のプロセス指標を積極的にモニタリングし、どちらかといえば改善活動を病院管理者および部署責任者主導で行ってきました。その過程の中で、一般的に「良い」とされる医療プロセスに関して、一度は改善活動が実践されています。また、QI活動として目標達成が実施できていない場合も、何らかの個別性の高い理由がある場合がほとんどになってきています。このようにエビデンスがあり、推奨度が高い指標の改善も、ある程度のところで改善の限界点が訪れています。もちろん医療の質改善に終わりはなく、すべての指標が100％もしくは0％といった数値を目指すことは重要ですが、労力の割に向上しにくい状況となってきています。これは限界効用理論に近いものです。そこで、より現場に根付いた新しい指標が求められるようになってきています。

❷ まだエビデンスとしては不足しているものの、臨床現場の課題を反映した指標が各部署から提案され始めています。

　例えば、1つの病棟から、「術後患者の疼痛に関してなんとか取り除けないか、そのような改善活動ができないか」と相談がありました。後ろ向きにデータを収集し、NRS（Numerical rating scale）時系列解析を行い、データに基づき担当者と議論を続け、最終的に「術後帰室後、翌日朝8時までのNRSをゼロにする」ということが指標として現場の看護師から提案されることになりました。

アウトカム指標であり、患者個別性が高いため、時間とともに変化しうるNRSをどのように評価するべきかについては、単一の答えはありません。ただ、「疼痛がゼロ」というメッセージ性が高く、伝え方が容易であり、病棟が管理できる範囲を決めた指標というのは、現場の課題を反映した指標と考えられます。近年、このような指標が増えてきています。

❸ モニタリング・改善活動の多様化が進んできています。これまでQI委員会では月単位のデータ比較を行ってきました。これは見た目として大きな改善の傾向をとらえるのにはよいものの、改善活動一つひとつと改善度合いの因果関係がわかりにくいものでした。当院のように17年もQI活動を行っていると、時系列のグラフでわかりやすく数値が上昇する（低下する）ものは少なくなります。前述のとおり、推奨度が極めて高い指標に対しての一般的に考えられる改善活動はほとんど実践してしまっており、改善度合いが頭打ちになってしまうこともよくあります。また、推奨度が低い指標を選択した場合には、介入強度が強い改善活動が行いにくいこともあり、この場合も数値の変化がわかりにくくなります。

このような場合、より長期的な視点で「年単位」でのデータ比較を考慮する必要性もあるでしょう。逆に、さらに短期間での改善を得る場合は「週単位」でのデータが必要となることもあります。データのモニタリング期間もそれぞれの指標ごとに考慮する必要性があります。

現在、我々の施設ではQI活動の中に因果推論を応用させることを検討しており、次のようなアルゴリズムを考えています。

QI活動の効果測定のためのアルゴリズム

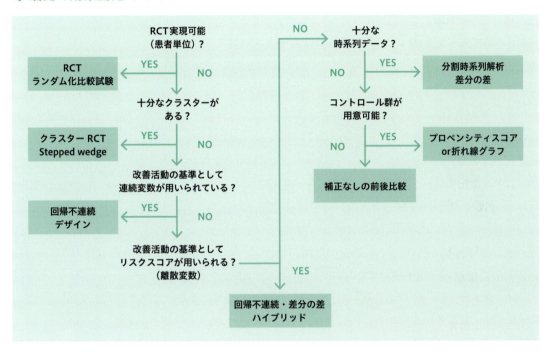

　改善活動・改善方法に関しても、これまでPDCA（Plan, Do, Check, Act）という枠組みで活動を継続してきました。第2章で後述する第3者認証の観点からも、今後このような枠組みは基本として継続するものの、介入方法は洗練化されてきています。実装科学（Implementation science）・行動科学（Behavioral science）などはQI活動と親和性が高いと考えられます。介入の強度を考える、「介入のはしご」なども参考になるのではないでしょうか(p.24図参照)。これらは、医療従事者自体も非合理的であるということを認め、無意識下の選択にも働きかけることを考えています。さらには、DX（デジタルトランスフォーメーション）化の波が押し寄せており、患者および医療従事者ともにデジタルを介した介入が一般化し、現在も電子カルテシステムからの臨床決定支援システム（Clinical decision support system）や、アプリケーションでの介入が実装されてきているのはご存じのとおりです。

第1章　QIとそしてこれから。
現場からみる医療の質改善

これまでの質改善策

質改善策

医療従事者への リマインダー システム		患者への リマインダー システム	
医療従事者へ 臨床データの 受け渡しを促進する		自己管理の プロモーション	
監査と フィードバック		組織・体制の変更	
医療従事者教育		経済的インセンティブ 規程や規約の変更	
患者教育			

介入のはしご

介入方法の強度を考え、無意識下の行動にも働きかける時代となりました。

Greater levels of intervention

階段（上から）	対応レベル
Eliminate choice : regulate to eliminate entirely.	レベル1：選択させない
Restrict choice : regulate to restrict the options available to people.	レベル2：選択を制限
Guide choice through disincentives : use financial or other disincentives to influencepeople to not pursue certain activities.	レベル3：逆インセンティブにより選択を誘導
Guide choice through incentives : use financial and other incentives to guide people to pursue certain activities.	レベル4：インセンティブにより選択を誘導
Guide choice through changing the default : make 'healthier' choices the default option for people.	レベル5：デフォルトを変えることによる選択を誘導
Enable choice : enable people to change their behaviours.	レベル6：選択を可能とする
Provide information : inform and educate people.	レベル7：情報を提供する
Do nothing or simply monitor the current situation.	レベル8：何もせずに現状をモニター

(Nuffield Council on Bioethics 2007)

このようにQI活動の基盤が病院管理者から現場にシフトし、モニタリングおよび解析方法のみならず、介入方法も充実化してきています。日本における医療の質改善活動は10数年の歴史を経て新たな局面を迎えており、より現場主導型で質の高い医療を提供しようとする試みは、その指標も介入概念も新しく、Quality improvement 2.0（QI 2.0）の入口に立ったように考えています。次世代の医療の質改善活動（QI 2.0）の特徴は次の通りです。QI 2.0の時代にも当然管理者主導の医療の質管理は重要であり、決してなくなりませんが、現場主導の要素が大きくなっていくことは病院全体としての医療の質改善にとって非常によいことだと考えられます。

QI1.0とQI2.0の比較

	QI 1.0	QI 2.0
主たる推進者	病院長・管理者	臨床現場の医療従事者
ベンチマーク	日本全体	地域モデル
介入領域	明確なエビデンス／推奨度が高いもの	不確実な領域
研究の要素	ほぼなし	研究とQIの境界線が不明瞭
データのリソース	病院内・電子カルテ	因果推論・時系列解析・研究
データの解析方法	見える化	外部データとの突合／転院後の調査等／Personal health record 等
実施する倫理的課題	明らかな病院の改善活動ということで倫理的な問題・同意取得問題はない	改善活動に伴う介入で同意取得の有無等
改善活動の背景理論	PDCA・Improvement strategy など企業・ビジネスでの理論の応用	社会学・実装科学・行動科学などの心理学・社会学との協働／DX化を活用した介入

参考文献
1) 福井次矢、嶋田元監修：Quality Indicator 2020［医療の質］を測り改善する 聖路加国際病院の先端的試み. インターメディカ, 2020.
2) 厚生労働省：医療の質の評価・公表等推進事業
3) 厚生労働省：厚生労働省補助事業「医療の質向上のための体制整備事業」https://jq-qiconf.jcqhc.or.jp/（2022.10.12 available）

JCI・マグネット認証における医療の質評価

第2章

Medical Quality

Evaluation in JCI and Magnet Recognition®

第3者認証の客観的な評価を
受けること

　質の高い医療を効率的に提供するためには、病院の自助努力とともに第3者による評価が有用とされており、日本の多くの病院は、日本医療機能評価機構による病院機能評価を受審しています。当院では、国内外を問わず来院する患者に、国際水準の医療を提供していることを証明するうえで、国際的な病院評価機構であるJoint Commission International（以下、JCI）の認定を3年ごとに更新しています。これにより、当院で行われている医療安全と医療の質向上への取り組みがJCIの示す世界基準と合致しているのかを確認しています。

　また2019年には看護のノーベル賞ともいわれるMagnet Recognition®（以下、マグネット認証）を受け、看護師・患者を引きつける魅力ある組織としての認定も得られました。当院では、両者の受審を通じて国際水準の患者安全を日常業務として定着させるとともに、医療の質の向上を目指した継続的な活動を推進しています。

医療の質を測る

　JCIやマグネット認証といった第3者認証では、医療の質の可視化が求められています。すでに第1章で述べましたが、当院では2007年より、Quality Indicator（以下、QI）の公表を行ってきました。自分たちの提供している医療が本当に質の高いものであるかどうか、課題があればそれが改善されているかどうかなどを数値として示すことで、より質の高い医療の提供ができると考えています。医療行為のプロセスやアウトカムに関わるQI指標を明示し、PDCA（Plan, Do, Check, Act）サイクルに則り、医療の質の改善活動が継続的に行われていることを示すよう求めています。

JCI認証について

①JCIとは

　JCIは、米国の医療施設を対象とした第3者評価機関であるThe Joint Commissionの国際部門として、1994年に設立された非営利組織 Joint Commission Internationalの略称です。「患者安全」「感染管理」「医療の質と改善」など、13分野1,200項目（第7版病院審査基準）について医療施設を評価します。国際基準の医療の質を担保し、安全な医療を提供していると認められた施設に与えられる認定です。取得後、3年ごとのJCI認定更新のための審査が行われます。

　当院は、2012年7月に初回認定を取得しており、2015年7月、2018年7月、2022年1月（コロナ感染拡大防止の観点で延期）に認定を更新しています。直近では2021年12月20日～24日に、4回目のJCI認定更新審査が行われました。4名の審査官が来日し、聖路加国際病院、聖路加国際病院附属クリニック予防医療センター、聖路加国際病院訪問看護ステーション、聖路加助産院マタニティケアホーム、聖路加国際病院附属クリニック聖路加メディローカスの5施設に対してJCIの審査項目（ME：Measurable Element）の遵守状況が審査されました。新型コロナウイルス感染症（COVID-19）拡大の影響から、オンラインでの審査でしたが、受審ごとに改善がみられ、過去3回よりもよい結果が得られました。

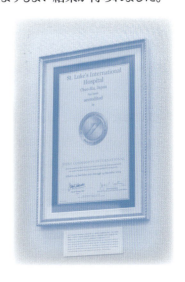

②JCI認証を受けることの意味

　JCI認証を取得することは病院にとって、どのような意味があるのでしょうか？ JCIでは、JCI認定基準は以下の目的があるとしています。

- 医療を受ける人と提供する人にとってのリスクが低くなる安全な環境を確保すること
- 質と患者の安全を測定する定量化可能な基準を提供すること
- 信頼できるプロセスを通じた継続的かつ持続的な改善を促し、実証すること
- アウトカムおよび患者経験価値を向上させること
- 効率を高めること
- ケアの標準化を通じたコスト削減を図ること

　上記の目的に基づいて、JCI認定は各病院に以下のメリットを提供するとしています。

病院の経営陣に指針を提供する

　JCIは病院のリーダーたちが組織の運営と患者へのケアサービスの提供を効率的かつ効果的に行えるよう支援し、治療の質と患者の安全を担保できるようにする。

スタッフ教育が向上する

　当認定プロセスは教育的な役割を果たすよう設計されている。JCI審査官は各病院が基準の主旨をより的確に満たすため、また何よりも、日々の業務をより適切にこなせるようにするために役立つベストプラクティスのアプローチや戦略を共有する。

各病院による改善に向けた取り組みの企画・強化を支援する

　認定には、各病院が継続的な質改善と、ケア・治療・サービスのプロセスを標準化する際に役立つ業務改善コンセプトを含めている。

競争上の優位性が得られる

　認定を獲得することにより、病院が最高の質ともっとも安全なケアおよびサービスを提供することに全力を尽くしていることを患者および社会に対して実証できる。また、同じタイプのケア・治療・サービスを提供している他の病院との差別化も可能になる。

③国際患者安全目標（IPSG）とは

　国際患者安全目標（IPSG：International Patient Safety Goals）は、医療において問題がある領域を重点的に取り上げ、安全かつ質の高い医療の提供に不可欠なものであるとの認識に基づき、部門横断的に病院全体を対象として改善を目指すものです。JCIの審査では、このIPSGに関連する6つの測定項目のうち1つでも未達成であると、認証を得ることができないという最重要項目です。

IPSG.1	病院は、患者識別の精度を向上させるプロセスを作成し、実行する。
IPSG.2	病院は、患者ケアを提供する者同士の口頭および／または電話によるコミュニケーションの有効性を向上させるプロセスを作成し、実行する。
IPSG.3	病院は、ハイアラート薬の安全性を高めるプロセスを作成し、実行する。
IPSG.4	病院は、術前確認および外科的／侵襲性処置における手術部位のマーキングのためのプロセスを作成し、実行する。
IPSG.5	病院は、医療関連感染のリスクを低減するため、エビデンスに基づく手指衛生ガイドラインを採用し、実施する。
IPSG.6	病院は、入院患者のために転倒転落による患者の危険リスクを低減するプロセスを作成し、実行する。

④JCI最新版で求められたこと

　JCI第7版（2021年1月1日発行）は、病院の安全性とリスクを明らかにし、継続的な医療の質の改善を行うという目標を実現できるよう、患者安全の実践と概念に関する最新の考え方が反映されたものとなっています。このように、3年ごとに審査内容は更新されるため、当院の現状がJCI基準に適するのかどうかを見比べて、当院での対応が未整備な案件があれば、運用を検討し改善活動が行われています。

　第7版における主要な変更点は以下になります。

「国際患者安全目標」（IPSG）

　外観類似薬／名称類似薬（IPSG.3.1）および濃縮電解質（IPSG.3.2）に関する安全性について要件を拡大。エビデンスに基づく介入またはケアバンドルの利用に関する新たな要件を追加（IPSG.5.1）。

「患者のケア」（COP）

　臨床警報システムの管理（COP.3.1）、自殺または自傷のリスクがある患者の管理（COP.3.5）およびレーザーの管理（COP.4およびCOP.4.1）に関して基準を追加。

「医療の質の改善および患者の安全」（QPS）

　警鐘事例、有害事象、害を及ぼさない事象、およびニアミス（ヒアリハット）の定義および要件の更新（QPS.7およびQPS.7.1）。

「感染の予防と管理」（PCI）

　環境の清潔さ（PCI.7）、洗濯物・リネンおよび医療用白衣の清潔さ（PCI.7.1）、および血液媒介病原体に対する患者および職員の保護（PCI.8.1）に関して基準を追加。

「施設管理と安全性」（FMS）

　文書による施設管理と安全性プログラムを定めることが必要な8つの分野ごとに「施設管理と安全性」（FMS）が再構成された。安全性、セキュリティ、危険物および危険廃棄物、防火性、医療用装置、ユーティリティシステム、緊急事態管理、建築および改

築であり、各分野をモニタリングするための新たな要件が組み入れられた。

⑤医療の質の改善活動は病院全体から
診療科、部署単位へ

　医療の質の改善活動を行うために、病院としての目標を掲げて、それを四半期ごとに評価をするなどの試みは多くの施設で行われています。当院でも、病院の質の改善に取り組むQI委員会が選定するQI指標の中から、病院で重点項目を決め、病院の目標としてモニタリングが行われています。JCIでは、医療の質の改善文化を根付かせるために、部署単位での状況に即した具体的なQI指標の選定が求められています。

　すでに第1章でも述べたように医師、看護師およびその他の医療スタッフは、さまざまな医療の質の改善活動に参加しており、その活動状況と成果をスタッフのパフォーマンス評価につなげることで、医療の質の改善活動を推進することの一助となっています。

⑥QI活動を支援する

　JCIが求めるレベルのQI活動が円滑に行われるよう、当院ではさまざまな部署や委員会が支援を行っています。医療の質管理室では、各部署の目標設定の確認が行われ、すでに改善された指標が引き続き採用されているような場合、新規目標の設定の立案支援を行います。対象部門は診療科、看護部、薬剤部、コメディカル部門、事務部門と多岐におよんでいます。

　また、PDCAサイクルを継続することが重要であるため、データをいかにして取得するかは大切なことです。当院では、医療情報課がその役割を一手に引き受けることで、中央部門で取得したデータを毎月グラフにしてフィードバックし、各部署のQIボードに掲示することで、部門で利用することができるようになっています。さらに、QI委員会で定期的に発表し、改善策を委員会で検討することでPDCAサイクルを回すことにつながっています。

マグネット認証について

第2章 JCI・マグネット認証における
医療の質評価

①マグネット認証とは

聖路加国際病院は、2019年11月に日本で初めてとなるマグネット認証を取得しました。マグネット認証（Magnet Recognition®）は、世界最大の看護の認証組織であるアメリカ看護師認証センター（ANCC：American Nurses Credentialing Center）が看護の卓越性を評価する厳しい基準を満たした医療機関を認証するものです。"マグネット"とは、その文字の通り「磁石・引きつけるもの」を意味し、看護師や職員、患者を磁石のように引きつけて離さない医療機関のことを「マグネットホスピタル」と称します。この栄誉ある認証を取得しているのは全米でも6,000以上ある病院のうち576（9.4%）で、米国外では、10か国13医療機関です（2022年7月現在）。

この認証の歴史は、1980年代に米国で多くの病院が体験した看護師不足に始まります。熾烈な看護師獲得競争が行われる中で、離職率が低く、多くの看護師を引きつけて離さない病院が存在しました。これらの病院において、「なぜ看護師が引きつけられ辞めないか」というプラスの要因に注目し分析された研究結果から、卓越したアウトカムや魅力の共通項目が見いだされ、これらの要素が洗練されてマグネット認証プログラムが作られました。

②マグネット® モデルについて

看護師を引きつける力として抽出された魅力の共通項目を集約して作られたのがマグネット®モデルです。マグネット認証プログラムは、マグネット®モデルを構成する5つの要素ごとに審査項目が存在し、この要素が施設に存在することを確認しながら審査が進められます。

マグネット®モデル

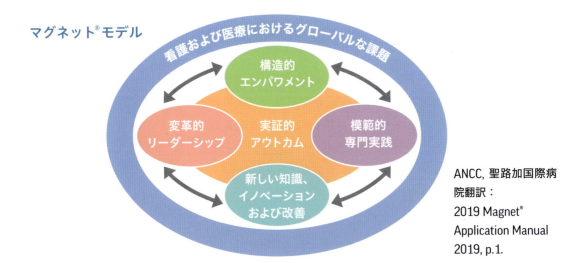

ANCC, 聖路加国際病院翻訳：
2019 Magnet® Application Manual 2019, p.1.

マグネット®モデルの5要素

実証的アウトカム Empirical Outcome (EO)	マグネット®モデルの中心に位置しています。マグネット認証では、2008年に実証的アウトカムを組み込んだモデルが導入されました。看護および医療において変化していく課題の中で、他の4つの要素が作用しながら、最終的な結果（アウトカム）に到達することを重要視します。看護の臨床実践の質の評価を数値で測定し、改善が認められることを求めており、まさしくQI活動と重なる要素です。
変革的 リーダーシップ Transformational Leadership（TL）	変革的リーダーとは、スタッフが飛躍的な成果を達成し、同時にその過程でリーダーシップ能力を構築できるように促し、活気を与える人とされます。組織目標にコミットし、個々のスタッフ、他のリーダーやグループと良好なコミュニケーションを図り、活動することで、組織目標を達成します。
構造的 エンパワメント Structural Empowerment（SE）	マグネット組織の構造は、フラットで柔軟性があり、スタッフが組織の意思決定に参画できるもの（シェアード・ガバナンス）です。実践の基準が設定されており、組織全体の看護師が改善の機会に参加し、さらに看護師の専門性を育成する構造と過程が構築されていることが求められます。
模範的専門実践 Exemplary Professional Practice（EP）	マグネット組織では、看護の専門的実践を促進するモデルを作成し、そのモデルを目指した継続的で一貫した看護ケアが実践されます。安全・倫理・エビデンスに基づいた自律的な看護ケアが実践され、多職種が連携するチーム医療が重要視されます。さらに、看護ケアの実践を評価するプロセスが存在します。
新しい知識、 イノベーション および改善 New Knowledge, Innovation & Improvement（NK）	根拠に基づく看護実践（EBN）や研究が推奨され、臨床実践に組み込まれていることが求められます。そのために、EBNや研究に関する教育や支援が受けられる環境があります。さらに、マグネット認証では、看護ケアおよび実践環境のイノベーションが推奨されます。

③看護の質に関する臨床指標

マグネット認証では、看護ケアの質を実証するため、データを用いた「実証的アウトカム（EO：Empirical Outcome）」の提示が必要とされます。実際の取り組み事例の記述に加えて、介入前、介入中、介入後3地点のデータをグラフ形式で提示し、改善を実証する数値を示すことが求められます。またEOの中でも、「模範的専門実践」を実証するための指標となる「看護師満足度」「看護関連の臨床指標（Nurse-Sensitive Clinical Indicators）」「患者満足度」は、マグネット認証の中で"ビッグ・スリー"と呼ばれる特に重要な審査項目です。部署レベルの結果に関して、過半数以上の部署が継続した8四半期中の5四半期以上でベンチマークを上回っていることがマグネット認証の必須条件となります。現状では、日本にはマグネット認証の要件を満たすデータ蓄積およびフィードバックを実施する外部調査機関がないため、当院はアメリカの調査会社にデータを送りフィードバックを受けています。

当院の看護部では、以下の指標を看護関連の質指標として取り上げ、改善に取り組んでいます。

- 転倒・転落発生率（入院・外来）
- 転倒・転落による損傷発生率（入院・外来）
- 褥瘡発生率（入院）
- 身体拘束実施率（入院）
- 中心ライン関連血流感染（CLABSI）発生率（入院）
- 膀胱留置カテーテル関連尿路感染（CAUTI）発生率（入院）
- 人工呼吸器関連イベント（VAE）発生率（入院）
- 患者経験調査（入院・外来）

④看護部におけるQI活動の工夫

　マグネット認証では、すべてのスタッフが変革的リーダーであることが重要であり、これはQI活動においても同様です。ケアの質の維持・改善は、部署管理者の重要な役割であることはもちろんですが、管理者だけが取り組めばよいというわけではありません。新人からベテランまで、すべてのスタッフが、自部署の看護ケアの課題を理解し、改善のために主体的に貢献することが求められます。

　当院における看護スタッフ主導のQI活動を支えているのが「看護部検討会」です。褥瘡ケア検討会、クリティカルケア検討会など、看護のさまざまな分野ごとに全14の検討会が存在し、エビデンスに基づくケアの実践を推進するために、各領域の看護ケアの知識・技術の院内への普及や、QI活動を行っています。例えば、褥瘡ケア検討会では、褥瘡発生率のモニタリングや、褥瘡が発生した症例の振り返りを実施し、予防可能性などについて丁寧に分析し、院内への情報発信・教育活動などを行っています。これらの活動は、専従の褥瘡管理者がリーダーシップをとりつつも、自部署のデータ分析においては、各部署から検討会に参加しているスタッフが主体となります。部署内で、新しいケア方法を広め、定着させるためには、褥瘡管理者1人の働きかけでは決して実現できないので、各部署の検討会メンバーの主体的な働きが非常に重要となります。マグネット認証では、このように各部署における質の高い看護ケアの実践をリードする人のことを「Magnet Champion」と称します。

　スタッフ主導のQI活動を進める一方で、管理者が果たす役割も非常に重要です。当院の看護部では、3か月ごとに、似た課題をもつ部署の管理者同士で集合して、自部署のQI活動について、うまくいった工夫や、悩んでいる点などを共有し合い、意見交換する「看護部QI検討会」という場を設けています。この会には、各QI指標担当者も参加し、臨床実践における専門的なアドバイスを伝えるとともに、管理者

としてスタッフ主体のQI活動を支援するための具体策の検討に力を入れています。管理者は、自部署のQI指標データの変化に一喜一憂してしまいがちですが、1人で悩むのではなく、一緒に取り組む仲間がいることで、管理者の負担の軽減につながるのではないかと考えています。

　また、QI活動は、一度きりの介入で終わるのではなく、PDCAサイクルを継続することが重要であるため、スタッフがモチベーションを保ちながら、取り組み続けられる工夫も必要となります。工夫の1つとして、QI指標のデータをできるだけタイムリーに、すべてのスタッフが目にできる形でフィードバックしています。当院では、医療情報課の強力なバックアップにより、各指標のデータは1か月ごとにグラフ化して、管理者を通じて各部署にフィードバックされ、各部署のQIボードに掲示しています。データが改善した時には、「Good！」などと記載し、自分たちの取り組みを目に見える形で評価できるようにしています。特に、当院でマグネット認証を経験するプロセスでは、「ほめる」「承認する」といったポジティブマネジメントが改善活動を促進する力になると実感しました。指標となるデータを分析する際には、悪い点にばかり着目しがちですが、よいところを見つけるという視点も、改善のプロセスにおいて不可欠です。各部署のもつ強みに目を向け、部署のスタッフ全員で前向きな変化を楽しむという「マグネット的」QI活動を実践していきたいと考えています。

参考文献
1) Nuffield Council on Bioethics：Public health: ethical issues. Nuffield Council on Bioethics, 2007.

St. Luke's

コラム 1

臨床検査室の国際規格
「ISO 15189」とPDCAサイクル

フィルムカメラのブーム再燃で「ISO 100」や「ISO 400」と書かれたネガフィルムを目にする機会が増えました。ISO（国際標準化機構：International Organization for Standardization）は、スイスに本部を置く民間の機関です。この機関が定めているのが ISO 規格で、フィルムの感度のほかにも非常口のマーク、カードのサイズ、ねじの仕様などが有名ですし、洗濯表示マークが ISO 規格に対応したマークに変更されたのも記憶に新しいところです。世界で標準化された規格の「もの」が流通することで、私たちは安全で便利な生活を送ることができます。

これらの「もの」を対象とした規格のほかに「管理」を対象とした規格もあります。「ISO 9001」は品質マネジメントシステム、「ISO 14001」は環境マネジメントシステムの規格としてよく知られています。ほかにも組織の目的や目標に合わせた多数の規格があり、それぞれに満たすべき要求事項が定められていますが、その中で「PDCA サイクルを回してマネジメントシステムの改善を図る仕組みを整え、継続的な活動が行われていること」はすべての規格に共通する要求事項です。

2018 年 8 月に当院の臨床検査科は国際規格「ISO 15189（臨床検査室－品質と能力に関する特定要求事項）」認定を取得しました。「ISO 15189」は、品質マネジメントシステムと検査技術能力の 2 つの要素を併せ持ちます。検査室の方向性を明確にするために目標を定め、検査室を管理し運営していくためのルールや検査の品質を保つための手順書を文書化し（Plan）、検査室全体で同じルールや手順を共有し実行する（Do）、きちんと実行できているかを認証機関やスタッフ同士で確認してもらう（Check）、見直すべき点を見つけて改善していく（Action）ことから始まった ISO の活動も、今ではスタッフ一人ひとりがそれぞれの役割の中で新しい改善点を見出し、検査室全体の PDCA サイクルを回し続けています。もちろん、本書で取り上げている臨床検査科の QI 指標の改善も ISO の活動にしっかりと組み込まれています。臨床検査科は、これからも ISO という確かな仕組みの中で、国際規格に適した検査の品質を維持し、患者さんと、診療に責任をもつ臨床医のニーズを満たす検査サービスの提供ができるよう活動していきたいと思います。

臨床検査科　深澤 千寿美／服部 加奈子

病院全体

第3章

01　病床利用率、平均在院日数
02　医業利益率
03　予約センター電話応答率
04　紹介率・逆紹介率
05　救急車受入台数、救急車・ホットラインの応需率
06　死亡退院患者率
07　剖検率

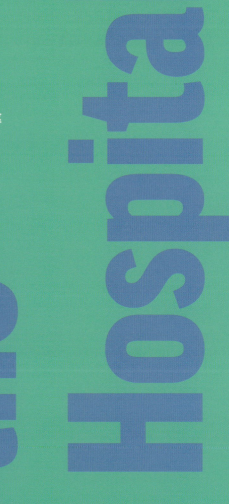

QI for the Hospital

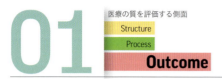

第3章　病院全体

病床利用率、平均在院日数

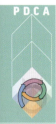

病院にはヒト、モノ、カネが投資されていて、それらがどの程度効率的に活用されているのかを知る必要があります[1]。

保険医療機関の施設基準の1つである「一般病棟入院基本料」の枠組みにおいて、7：1や10：1という看護師配置数のほかに、平均在院日数も一般病棟における医療の質を保証する指標となっています[2]。

また、平均在院日数は、2003年から急性期病院において導入されている診療報酬「DPC」を活用することによって、患者に効率的な医療がいかに提供され、患者の早期社会復帰を促進しているかを表す指標になります[3]。

さらには、病床利用率と平均在院日数は、当該医療機関における経営の質を示す指標としても活用されています。

病床利用率 Occupancy rate

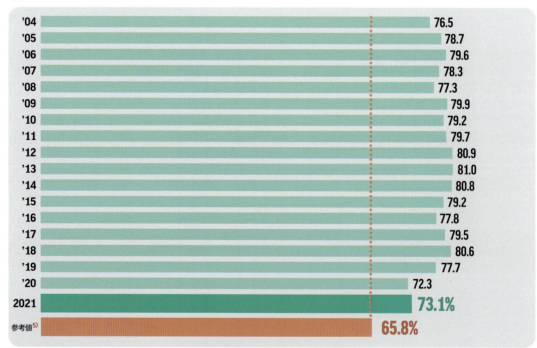

年	値
'04	76.5
'05	78.7
'06	79.6
'07	78.3
'08	77.3
'09	79.9
'10	79.2
'11	79.7
'12	80.9
'13	81.0
'14	80.8
'15	79.2
'16	77.8
'17	79.5
'18	80.6
'19	77.7
'20	72.3
2021	73.1%
参考値[5]	65.8%

●当院値の定義・計算方法
【病床利用率】
分子：月間静態患者数の4月～3月の合計
分母：（月間日数×月末病床数）の4月～3月の合計
分子補足：静態患者とは、毎日24時現在病院に在院中の患者をいい、入院した日に退院あるいは死亡した患者は含まない

●参考値の定義・計算方法[5]
【病床利用率】
分子：月間在院延べ患者数の1月～12月の合計
分母：（月間日数×月末病床数）の1月～12月の合計

42

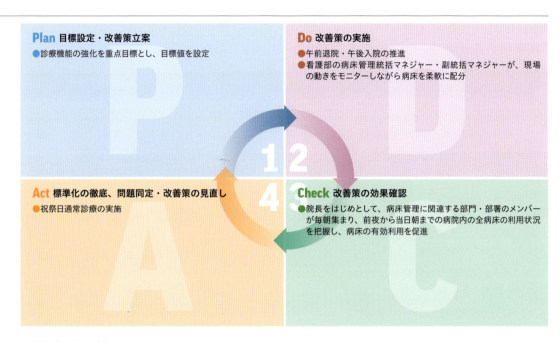

平均在院日数 Average length of stay

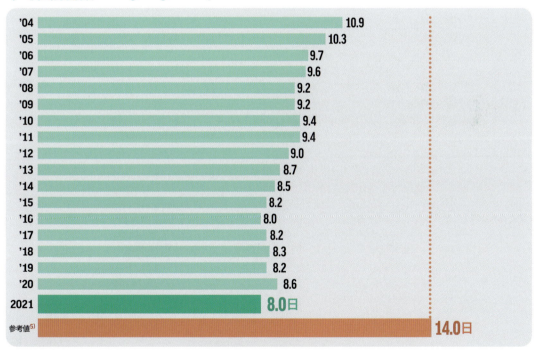

- ●当院値の定義・計算方法
  【平均在院日数】
  分子：月間延べ患者数の4月～3月の合計
  分母：(4月～3月の新入院患者数＋4月～3月の退院患者数)/2
  分母補足：新入院・退院患者とは、その対象期間中に、新たに入・退院した患者をいい、入院したその日に退院あるいは死亡した患者も含む

- ●参考値の定義・計算方法 [5]
  【平均在院日数】
  分子：年間在院延べ患者数
  分母：(年間新入院患者数＋年間退院患者数)/2

01 病床利用率、平均在院日数

「祝祭日の通常稼働」により病床利用率が向上。
週末の手術室活用でさらなる向上を目指す

当院の2021年度の病床利用率は73.1%で、2020年度比で0.8ポイント増となりましたが、新型コロナウイルス感染症（COVID-19）流行前よりは低い病床利用率となりました。要因として、2021年度は2020年度に引き続きCOVID-19対応のために集中治療室に重症病床を確保する、一部病床を専用病床化するなどがあげられます。

2013年度より、患者の利便性と利用率の向上のため、「祝祭日の通常稼働」を行っており、2021年度は7日の祝祭日の通常稼働が行われました。祝祭日を稼働しない週と比較して、週平均で1.3ポイント病床利用率の向上がみられました。

また、2017年度からは、週末の病床利用率の向上を目的として、消化器・一般外科、小児外科の手術を土曜日に行い（2021年度末：消化器・一般外科のみ）、週末の手術室を有効に活用し病床利用率の向上を目指しています。

当院の病床利用率・平均在院日数を参考値と比較すると、病床利用率は7.2ポイント上回り、平均在院日数は6.6日短い値になっています。これは、患者の入退院、転入・転出などに伴う回転率の高さを裏付けるものです。また、当院の全入院患者の約35%は予定外での入院です。急性期病院としての使命を全うするためにも、今後も回転率を高水準で維持していく必要があると考えます。

参考文献
1) 上原鳴夫, 飯塚悦功, 他：医療の質マネジメントシステム-医療機関におけるISO 9001の活用（Management System ISO SERIES）. 日本規格協会, 2003.
2) 井部俊子, 中西睦子監修：看護管理学習テキスト第2版 看護経営・経済論. 日本看護協会出版会, 2011.
3) EB NURSING編集委員・同編集部：看護データバンク-医療・看護の今とコトバがわかる. EB Nursing Vol.10 増刊1号. 中山書店, 2010.
4) 厚生統計協会編：厚生の指標 増刊 国民衛生の動向2011/2012. 厚生統計協会, 2011.
5) 令和3年 病院運営実態分析調査の概要（令和3年6月調査）：一般社団法人 全国公私病院連盟（令和4年2月22日）. https://www.byo-ren.com/pdf/r3gaiyou.pdf（2022.08.10 available）

02 医業利益率

医療の質を評価する側面
Structure
Process
Outcome

第3章　病院全体

医業利益率は、医業収益に対する医業利益の割合を表すものです。この医業利益率が高ければ、医業の業績がよいことを意味します。

病院を健全に運営するうえで、収益と費用のバランスを適切な水準に保つことが肝要です。

医業利益率
Hospital management - operating margin

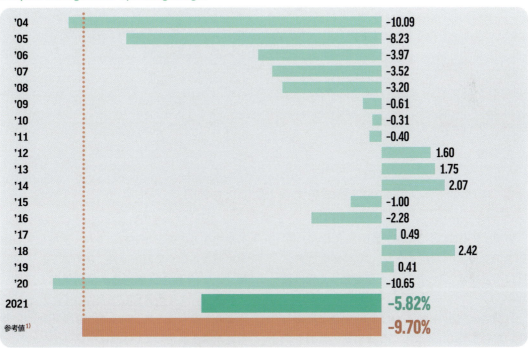

年	値
'04	-10.09
'05	-8.23
'06	-3.97
'07	-3.52
'08	-3.20
'09	-0.61
'10	-0.31
'11	-0.40
'12	1.60
'13	1.75
'14	2.07
'15	-1.00
'16	-2.28
'17	0.49
'18	2.42
'19	0.41
'20	-10.65
2021	**-5.82%**
参考値[1]	**-9.70%**

●当院値の定義・計算方法
分子：医業収益−医業費用
分母：医業収益

●参考値の定義・計算方法 [1]
分子：医業収益−医業費用
分母：医業収益

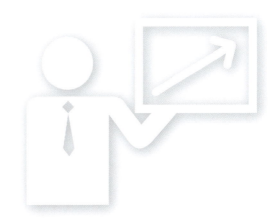

PDCA

指標改善パターン

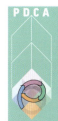

02 医業利益率

第3章 病院全体

Plan 目標設定・改善策立案
- 事業計画として、収入と支出の適正なバランスを維持した予算を編成（前年度事業において策定）

Do 改善策の実施
- 原則として予算に従い事業計画を遂行（随時）

Act 標準化の徹底、問題同定・改善策の見直し
- 予算承認外の支出案件について、実行の要否（必要性や収入増加・コスト削減の内容）を厳格に検討（随時）

Check 改善策の効果確認
- 実績値を把握し、予算との乖離状況および要因を分析（月次）
- 年間の収支見込みに基づき適正な収支バランスが維持できているか否かを確認し、補正予算策定の要否を検討（随時）

新型コロナウイルス感染症の影響を大きく受けたものの、参考値との比較では相対的に優れた水準を維持

　当院は新型コロナウイルス感染症（COVID-19）患者の受け入れ病院であり、2021年度は前年度に引き続きCOVID-19の影響を大きく受けました。

　入院病床利用率はCOVID-19以前まで回復していないものの、何度かの感染者数の増減を繰り返しながら国民に対する新型コロナワクチンの接種などの施策が進むにつれ、重症化する患者も減少し徐々に回復基調にあります。この結果、2021年度の医業利益率は前年度と比較して改善し、マイナス5.82％となりました。

　また、参考値との比較においても相対的に優れた水準を維持しています。

参考文献
1）令和3年 病院運営実態分析調査の概要（令和3年6月調査）：一般社団法人 全国公私病院連盟（令和4年2月22日）.
https://www.byo-ren.com/pdf/r3gaiyou.pdf
（2022.08.10 available）

03 予約センター電話応答率

医療の質を評価する側面: Structure / Process / **Outcome**

第3章　病院全体

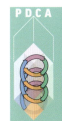

　当院は、外来診療において、原則、事前予約制を導入しています。予約センターは、電話による新規予約取得および予約内容の変更手続きを受け付けています。とくに、紹介状を持参する患者の外来受診の窓口になっており、予約センター経由の初診患者数は全初診患者の41.3％（2019年度実績）を占めています。予約センターの応答率を向上させることで、患者の受診への利便性を向上させ、その後の入院診療も含め遅延のない医療提供を行うことで、医療の質に貢献しています。2017年度以降、人員体制の減少により低下した電話応答率の改善事例について報告します。

予約センター電話応答率
Appointment service desk telephone response rates

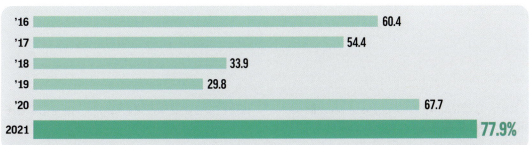

年	応答率
'16	60.4
'17	54.4
'18	33.9
'19	29.8
'20	67.7
2021	77.9%

●当院値の定義・計算方法
分子：予約センターで応答した件数
分母：予約センターに電話がかかってきた着信件数
分母補足：同一患者が複数回電話をかけた場合、すべての着信件数をカウント

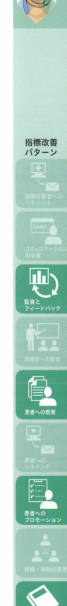

03 予約センター電話応答率　　　第3章　病院全体

Plan 目標設定・改善策立案
- 電話内容を記録・分析し、電話応答率改善に効果的な人員体制の構築と、医療的優先度の高い問い合わせに応答できる体制を構築

Do 改善策の実施
- 2017.7　電話内容の記録開始
- 2018.1　電話内容の分析
- 2019.3　電話応答率と人員数の相関の分析
- 2020.4　時間帯別電話応答率の分析

Act 標準化の徹底、問題同定・改善策の見直し
- 2018.5　午前（8:30～13:00）は緊急・予約取得に関する内容、午後（13:00～17:00）は午前の内容に加え翌日以降の予約変更に関する内容について対応する旨を外来患者に書面通知
- 2019.3　人材派遣会社経由で、医療機関の勤務経験の有無にかかわらず、他業界からの人材の採用を開始
- 2019.4　2018.5 Act（改善）で行った内容を、着信時に音声アナウンスで流すことで、患者の行動変容を促す
- 2020.7　13時台に人員を補充するために、休憩シフトを変更
- 2020.10　2019.3 Act（改善）を継続し、10名の人員体制を構築

Check 改善策の効果確認
- 2018.4　予約変更の問い合わせが多い
- 2019.4　人員の減少と電話応答率の減少は相関している（R＝0.612）
- 2019.6　2019.4 Act（改善）の効果は、前後30営業日を比較したところ、午前中の入電件数に占める初診の問い合わせに対応した電話応答率が30.7%から57.8%（+27.1ポイント）と改善し、同期間の全体の電話応答率も30.5%から32.7%（+2.2ポイント）と改善
- 2020.5　13時台の電話応答率は他の時間帯の電話応答率と比較してもっとも低い
- 2020.10　2020.7 Act（改善）の効果は、前後30営業日を比較したところ、13時台の人員・電話応答率5.1人・35.59%から7.5人・64.20%（+2.4人・+28.61ポイント）と改善。全体の電話応答率も55.50%から65.95%（+10.45ポイント）と改善
- 2021.4　2020.10 Act（改善）の効果は、電話応答率が2019年度29.8%から2020年度67.7%（+37.9ポイント）と改善。2020年度は過去5年間で電話応答率の最高値を記録

WEBでの予約取得・確認・変更を検討し、患者の利便性向上を目指す

　人員の確保、医療的優先度に応じた応答体制、応答率に合わせたシフト体制変更により、2019年度29.8%から2021年度77.9%と+48.1ポイント改善しました。今後は、安定した人員体制を継続することと、WEBでの予約の取得・確認・変更を検討し、患者の受診の利便性向上を目指したいと考えています。

04 紹介率・逆紹介率

医療の質を評価する側面：Process

第3章　病院全体

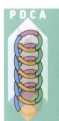

　地域医療支援病院の紹介率・逆紹介率の算定式は、それ以外の病院とは異なります。一般の病院での紹介率は、分子となる"紹介患者数"に"救急車搬送患者数"を加えていますが、地域医療支援病院では、"救急車搬送患者数"の代わりに"救急患者かつ緊急入院となった患者数（初診救急入院患者数－初診救急入院患者のうち紹介患者数）"を加える計算式となっています。両者ともに救急医療の評価ですが、後者は入院に限定した評価であり、より厳しい指標といえます。

　さらに、地域医療支援病院の紹介率・逆紹介率は、分母となる"初診患者数"から"休日・夜間に受診した救急外来患者数（休日・夜間の初診救急患者数－休日・夜間の初診救急入院患者数）"を引くことができ、これは、地域開業医の診療時間外に救急医療を提供することを評価する要素といえます。

　このように、地域医療支援病院の紹介率・逆紹介率は、かかりつけ医である地域開業医の支援、救急医療の確保という要素を踏まえた指標であり、急性期医療機関はより高い数値を目指すことが求められます。当院は、2020年に特定機能病院に承認されていますが、地域連携の指標としては、より厳格な基準である地域医療支援病院の紹介率・逆紹介率を採用しています。

紹介率・逆紹介率
Introduction rate, reverse introduction rate

紹介率

年	分子/分母	%
'05	11,698/51,144	22.9
'06	11,753/46,180	25.5
'07	15,416/37,650	40.9
'08	15,404/34,203	45.0
'09	13,915/29,544	47.1
'10	13,663/26,912	50.8
'11	16,588/28,397	58.4
'12	17,463/31,181	56.0
'13	18,081/31,454	57.5
'14	15,033/26,736	56.2
'15	14,883/27,011	55.1
'16	14,792/26,828	55.1
'17	15,062/26,198	57.5
'18	15,010/28,579	52.5
'19	14,724/28,119	52.4
'20	14,705/23,645	62.2
2021	分子12,812人/分母25,028人	51.2%
参考値[2]		69.5%

04 紹介率・逆紹介率

第3章　病院全体

逆紹介率

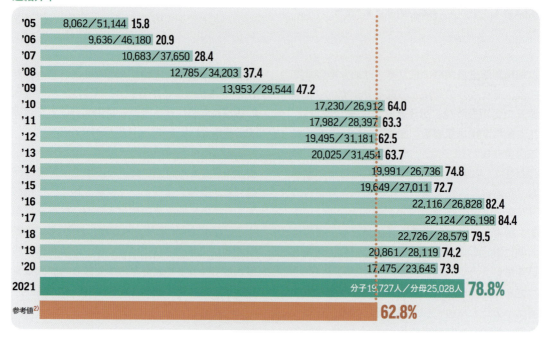

年	分子／分母	率
'05	8,062／51,144	15.8
'06	9,636／46,180	20.9
'07	10,683／37,650	28.4
'08	12,785／34,203	37.4
'09	13,953／29,544	47.2
'10	17,230／26,912	64.0
'11	17,982／28,397	63.3
'12	19,495／31,181	62.5
'13	20,025／31,454	63.7
'14	19,991／26,736	74.8
'15	19,649／27,011	72.7
'16	22,116／26,828	82.4
'17	22,124／26,198	84.4
'18	22,726／28,579	79.5
'19	20,861／28,119	74.2
'20	17,475／23,645	73.9
2021	分子19,727人／分母25,028人	**78.8%**
参考値[2]		**62.8%**

● 当院値の定義・計算方法
分子：紹介＝紹介患者数＊＋（初診救急入院患者数−初診救急入院患者のうち紹介患者数）
　　　逆紹介＝逆紹介患者数
分母：初診患者数−（休日・夜間の初診救急患者数−休日・夜間の初診救急入院患者数）

● 参考値の定義・計算方法[2]
分子：紹介＝紹介患者数＊＋救急車搬送患者数
　　　逆紹介＝逆紹介患者数
分母：初診患者数

＊診療報酬点数表における初診料算定患者に限る

参考文献
1) 田島誠一,高橋淑郎：病院管理. 建帛社, 2012.
2) 第1回特定機能病院及び地域医療支援病院のあり方に関する検討会資料, 平成24年3月15日.
https://www.mhlw.go.jp/stf/shingi/2r985200000253pd-att/2r985200000253tc.pdf
(2022.11.10 available)
3) 西智弘,矢野和美,柏木秀行：緩和ケア2021年6月増刊号 緩和ケアに活かすICT,青海社

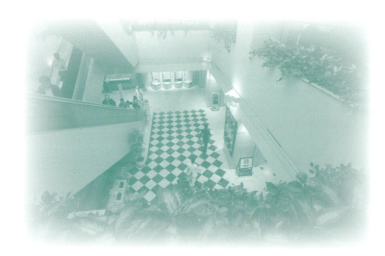

Plan 目標設定・改善策立案

- ●【過去】 地域医療支援病院の (旧) 要件「紹介率40%以上かつ逆紹介率60%以上」を目標設定
- ●2006.11 初診受入機能の見直し、適切な外来運営を検討 (紹介率40%以上)
- ●2009.11 再診患者受入の見直し、適切な外来運営を検討 (逆紹介率60%以上)
- ●2011.10 地域医療支援病院 (急性期病院) としてのさらなる機能推進
- ●2012.6 地域医療ネットワーク導入の検討
- ●2016.9 「逆紹介支援」「受診相談」の効率化・標準化の検討
- ●2017.4 複数企業との技術連携の共創を検討

Do 改善策の実施

- ●2005.11 地域開業医に向けて「登録医制度」を導入
- ●2006.11 初診患者への「紹介事前予約制度」を導入 (一部の診療科から開始)
- ●2009.10 再診患者への「逆紹介支援」の業務開始
- ●2009.11 患者向けパンフレット「2人の主治医がいる安心」の配布開始
- ●2010.4 地域施設との検査機器の共同利用 (ダイレクト検査) の推進
- ●2010.8 小児科準夜帯における「かかりつけ医・逆紹介の定型化」の業務開始
- ●2011.4 電子カルテの新機能「かかりつけ医登録」を設定
- ●2011.4 診療情報作成の効率化 (電子カルテ上の定型文を複数整備)
- ●2011.5 東京都医療連携手帳を用いた「がん患者の逆紹介」の業務開始
- ●2016.4 「疾患別逆紹介支援」の業務開始
- ●2016.9 「逆紹介支援」をシステム化 (Google Maps・BIなどを用いての数値化・可視化)
- ●2016.12 「逆紹介支援」の仕組みを受診相談に応用活用
- ●2017.12 企業との技術連携開始 (クリニック検索ツール)
- ●2018.1 企業との技術連携開始 (外部医師向け情報発信ツール)

Act 標準化の徹底、問題同定・改善策の見直し

- ●2010.3 2010年度「紹介率40%以上かつ逆紹介率60%以上」の数値達成
- ●2010.4 患者への「かかりつけ医案内」として面談業務 (「逆紹介支援」) を確立
- ●2011.9 地域医療支援病院の承認
- ●2014.3 2013年度「紹介率50%以上かつ逆紹介率70%以上」の数値達成
- ●2017.2 東京都連携促進委員会での講演 (当院でのがんパスの取り組み・改善報告)
- ●2017.12 「逆紹介支援」のシステム化により、患者相談・施設選定業務の標準化・短縮化に成功

Check 改善策の効果確認

- ●【日次】 医療機関対応・患者相談の評価確認 (ベッドコントロールミーティング)
- ●【月次】 紹介率・逆紹介率の数値確認
- ●【半期】 近隣医師会との地域医療の評価確認 (医療連携外部委員会)
- ●【半期】 院内での地域医療の評価確認 (短・中期経営戦略会議)
- ●【年次】 効率的な医療提供体制の評価確認 (地域医療支援病院の実績報告)
- ●【年次】 がん診療における地域医療の評価確認 (東京都クリティカルパス連携促進委員会)
- ●【年次】 他院動向を踏まえての地域医療の評価確認 (11病院地域連携分科会)
- ●【年次】 企業との技術連携の効果測定 (事業計画・重点目標の達成状況確認)

地域の死亡率低下に寄与するために受診コーディネートが必要

地域医療のアウトカムとしてもっとも重要なのは、死亡率の低下と考えます。それには、地域住民の早期診断・早期治療、つまり生存に結び付ける受診コーディネートが求められます。

例えば、それまで健康であった患者ががんを疑った時、その患者は入院や手術ができる病院への受診を希望するはずです。患者からの電話問い合わせに「お近くの"かかりつけ医"をご受診ください」「紹介状を持参ください」と画一的に回答するだけでなく、患者の症状を踏まえた専門クリニックを案内したり、必要であれば紹介状なしでの受診につなげる。そうした機能も急性期病院に求められるはずです。

急性期の機能分化を促進させる、紹介率・逆紹介率の数値を上げるためには、紹介状のない患者の受診抑制策は、ある程度必要です。しかしながら、最終的に必要とされるものは、地域の医療体制を踏まえた受診コーディネートのはずです。そうした考えから当院は、地域連携とがん相談をワンストップで提供できる部門 (相談・支援センター) を設置しています。

疾患別の受診コーディネート、いわゆる疾患別地域連携というものが、地域の死亡率低下に寄与するものであり、急性期病院においては集患対策に成り得るものと捉えています。

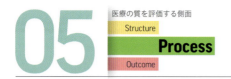

第3章　病院全体

救急車受入台数、救急車・ホットラインの応需率

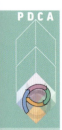

当院では、救急医療の機能を測る指標として「救急車・ホットラインの応需率」を採用しています。この指標は、「救命救急センターで受け入れた救急車来院患者数」÷「当院への救急車受入要請件数」で算出しています。

当院救急部としては、救急車の受け入れ要請に対して可能な限り応需すべく取り組んでいます。しかし、残念ながら、要請された救急車をすべて受け入れられるわけではありません。当院が周辺地域に対して果たすべき役割を考えると、応需率を上げる努力を続けていく必要があります。

「救急車・ホットラインの応需率」の向上は、救急部だけの努力で改善できる指標ではありません。救急診療を担当する医療者の人数、診療の効率化、入院を受け入れる病棟看護師や各診療科の協力など、さまざまな要素が関わります。

救急車受入台数
Number of ambulance

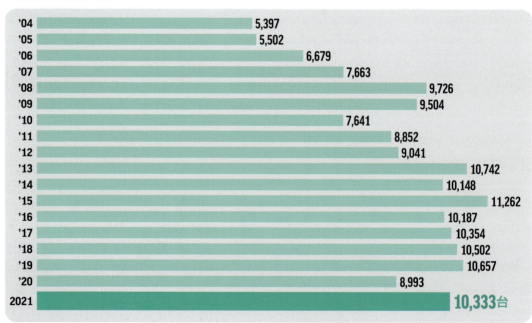

年	台数
'04	5,397
'05	5,502
'06	6,679
'07	7,663
'08	9,726
'09	9,504
'10	7,641
'11	8,852
'12	9,041
'13	10,742
'14	10,148
'15	11,262
'16	10,187
'17	10,354
'18	10,502
'19	10,657
'20	8,993
2021	**10,333台**

●当院値の定義・計算方法
救命救急センターで受け入れた患者のうち、
救急車で来院した患者数
包含：ホットライン件数

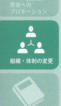

救急車・ホットラインの応需率
Acceptance rate of ambulance call

年	分子/分母	%
'04	5,397／8,317	64.9
'05	5,502／8,359	65.8
'06	6,679／9,737	68.6
'07	7,663／11,441	67.0
'08	9,726／12,849	75.7
'09	9,504／12,124	78.4
'10	7,641／9,384	81.4
'11	8,852／10,732	82.5
'12	9,041／10,441	86.6
'13	10,742／12,398	86.6
'14	10,148／11,683	86.9
'15	11,262／12,474	90.3
'16	10,187／11,538	88.3
'17	10,354／11,730	88.3
'18	10,502／11,641	90.2
'19	10,657／11,573	92.1
'20	8,993／10,998	81.8
2021	分子10,333件／分母16,201件	63.8%

● 当院値の定義・計算方法
分子：救命救急センターで受け入れた患者のうち、救急車で来院した患者数
分母：救急車受入要請件数
分子包含：ホットライン件数

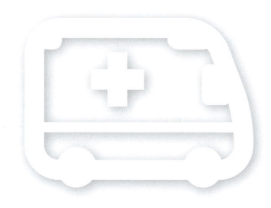

05 救急車受入台数、救急車・ホットラインの応需率

第3章　病院全体

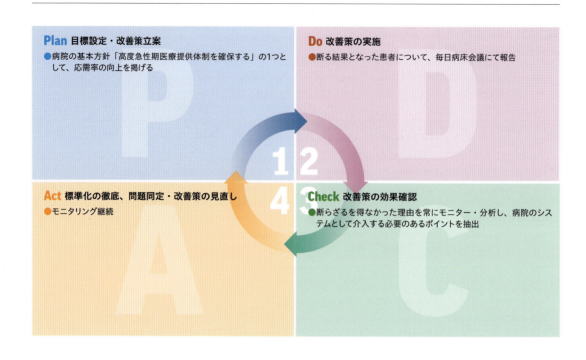

不応需理由を常にモニター・分析し、介入する必要のあるポイントを模索

　2021年度は受け入れ患者数10,333件、応需率63.8％でした。

　2020年度に引き続き、新型コロナウイルス感染症（COVID-19）の流行に伴う影響を強く受けた結果であると考えています。感染者発生状況が落ち着いた際は従前のアクティビティへ戻るものの、感染者数増の波が来るたびに応需率低下が見て取れます。

　当院の基本方針として最大限の救急応需が目標であることは変わりませんが、慢性的な満床状態の中、当院の受入能力を超えた救急要請が発生する状況下においては、応需率が大きく落ち込んでしまいました。

　受け入れた救急患者数自体はCOVID-19流行前のレベルに近づいてきましたが、それ以上の社会の要請があることを鑑み、さらなる応需が叶うよう引き続きの院内調整を行っていきます。

　当院の試みとして、救急車要請に応じられなかった全件を病院全体で共有し、その不応需理由を常にモニター・分析しつつ、病院のシステムとして介入する必要のあるポイントの模索を行っています。

06 死亡退院患者率

医療の質を評価する側面
Structure
Process
Outcome

第3章　病院全体

わが国には、"死亡退院した患者の割合"というような、病院単位での医療アウトカムを客観的に把握するシステムが存在しません。そのため、全国の病院での"死亡退院率"を知ることはできません。

死亡退院率が医療の質を反映するとみなすうえでは、注意が必要です。

例えば、医療施設の特徴（職員数、病床数、救命救急センターや集中治療室の有無、平均在院日数、地域の特性など）、入院患者のプロフィール（年齢、性別、疾患の種類と重症度など）を揃えなければ、正確な比較はできないからです。

そのため、病院医療の質と安全への取り組みの成果を可視化し、死亡率に反映させることが必要です。

死亡退院患者率
Mortality rate among discharged patients

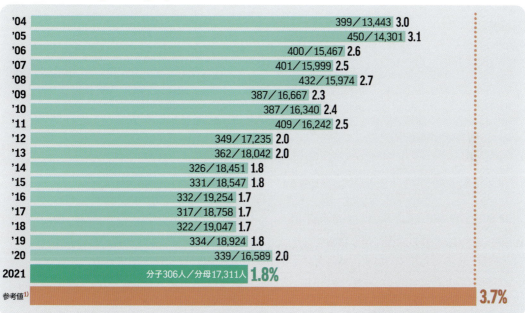

年	分子/分母	%
'04	399/13,443	3.0
'05	450/14,301	3.1
'06	400/15,467	2.6
'07	401/15,999	2.5
'08	432/15,974	2.7
'09	387/16,667	2.3
'10	387/16,340	2.4
'11	409/16,242	2.5
'12	349/17,235	2.0
'13	362/18,042	2.0
'14	326/18,451	1.8
'15	331/18,547	1.8
'16	332/19,254	1.7
'17	317/18,758	1.7
'18	322/19,047	1.7
'19	334/18,924	1.8
'20	339/16,589	2.0
2021	分子306人／分母17,311人	1.8%
参考値[1]		3.7%

●当院値の定義・計算方法
分子：死亡退院患者数
分母：退院患者数
分子除外：緩和ケア科退院の死亡患者
分母除外：緩和ケア科退院患者

●参考値の定義・計算方法[1]
分子：死亡退院患者数
分母：退院患者数
分子除外：緩和ケア科退院の死亡患者
分母除外：緩和ケア科退院患者

参考文献
1) 一般社団法人 日本病院会：2020年度 QIプロジェクト結果報告.
https://www.hospital.or.jp/pdf/06_20211202_01.pdf
(2022.06.20 available)

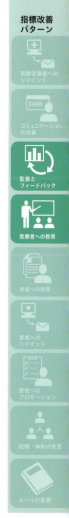

指標改善パターン

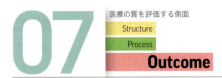

剖検率

剖検率とは、入院中に死亡した患者数に対する、病理解剖（剖検）された患者数の割合をいいます。剖検の主な目的は、死因や病気の成り立ち、病態を解明することにあり、担当医が遺族に剖検の目的を説明し、承諾が得られると、病理医が剖検を行います。全身あるいは一部の臓器が採取され、肉眼的・顕微鏡的検査により最終診断が下され、日本病理学会が発行する日本病理剖検輯報に登録されます。

剖検率は、全国的に年々減少しています。その理由として、画像診断などの検査の進歩により、病状がかなり正確にわかるようになったことが考えられます。しかし、剖検によって、新たな事実が発見されることも少なくありません。剖検結果はその後の診療に役立つため、剖検率は医療の質を反映しているといえます。医師の卒後臨床研修制度においては、2年間の研修で剖検症例を経験し、臨床病理検討会（clinico-pathological conference：CPC）でプレゼンテーションを行うことが義務付けられています。

剖検率
Autopsy rate

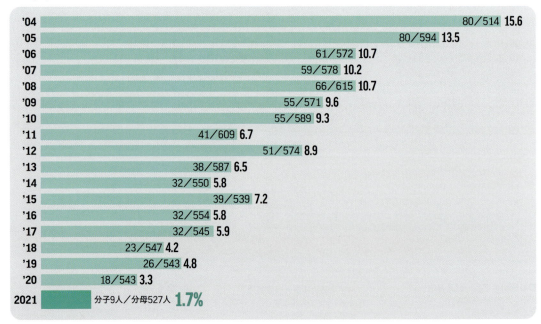

● 当院値の定義・計算方法
分子：剖検数
分母：死亡退院患者数

St. Luke's

コラム **2**

患者アンケート
記述コメントからの考察

　当院の患者アンケートでは、意見を記述できるコメント欄を設けています。このコメント欄には3つのテーマがあり、①「今回の入院（受診、訪問）中における出来事で一番よかったことは何ですか？」、②「私たちがケアの質をよりよくするにはどうしたらよいと思いますか？」、③「優れたケアやサービスを提供した職員はいましたか？ なぜそう思われましたか？」という問いかけになっています。本稿では、オンライン調査開始時の2020年4月から2022年3月末までの、入院アンケートにおける記述分を振り返ってみます。この期間中では4,428人分の記載があり、これらのほとんどに①のよかった出来事が詳述されています。③では、多くの職員の名前が登場します。②には当院への要望、苦情が含まれますが、この枠内での肯定的な語句で検索すると「今のまま・いまのまま・そのまま・このまま」273件、「十分」250件、「満足」130件、「素晴らしい」98件、「感謝・ありがとう」97件、「特になし・特にありません」94件、「これ以上（ない）」64件、「充実」10件、「ベスト」5件…など好意的なご意見が並びます。反対に、改善すべき事項としては「説明」446件、「忙しそう」115件、医師間、医師と看護師間、診療科間、日勤と夜勤間などの「連携」が54件と続きます。

　印象的なことは、当院をよくするためにはどのようにするとよいか、多くの言葉を用いて考えてくださっている方が多いことです。ほんの一部をご紹介します。

> **「医療従事者も労働者なので、労働環境を良質にすることが重要だと思われます。」**
> **「ベストな医療はベストコンディションにある医療従事者から提供されると考えます。」**
> **「病院でいつも働いている目線の説明ではなく、病院、症状について初めて接する患者目線での説明をするとよいと思います。」**
> **「『自分の家族だったらどうするか？』この視点を持つことが大切です。」**
> **「このようなアンケートで患者の声に耳を傾けたら良いかと思います。」**

　オンライン調査以前は、自由記載欄は設けていませんでしたが、用紙の余白に「人による」と手書きで書かれることが少なくありませんでした。ある職員はよいけれど、そうでもない職員もいる、というご意見だと考えます。今回振り返ってみて、同様のフレーズは2件でした。むしろ職員全般、病院の質全般を表すコメントが多い印象です。

　組織として常によいケアをできるよう職員一丸となって取り組んでいきたいものです。

看護部　金児 玉青

患者満足

第4章

08	意見箱投書中に占める感謝と苦情の割合
09	患者経験調査

Patient Satisfaction

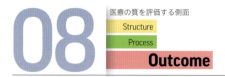

08 意見箱投書中に占める感謝と苦情の割合

第4章 患者満足

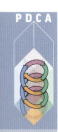

　投書されたご意見は、診療、接遇、施設設備、食事など、病院が提供しているものすべてに対する「質の評価」ともいえます。アウトカム指標であるご意見の評価と内容分析をしていくことが、患者満足度の向上や、QOL（quality of life：生活の質）の向上につながると考えられます。

意見箱投書中に占める感謝と苦情の割合
Thank you letters, Patient claims

感謝

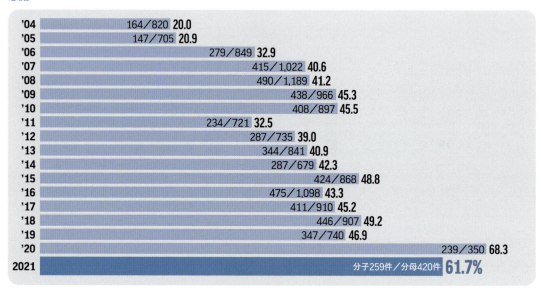

年	分子/分母	%
'04	164/820	20.0
'05	147/705	20.9
'06	279/849	32.9
'07	415/1,022	40.6
'08	490/1,189	41.2
'09	438/966	45.3
'10	408/897	45.5
'11	234/721	32.5
'12	287/735	39.0
'13	344/841	40.9
'14	287/679	42.3
'15	424/868	48.8
'16	475/1,098	43.3
'17	411/910	45.2
'18	446/907	49.2
'19	347/740	46.9
'20	239/350	68.3
2021	分子259件/分母420件	61.7%

苦情

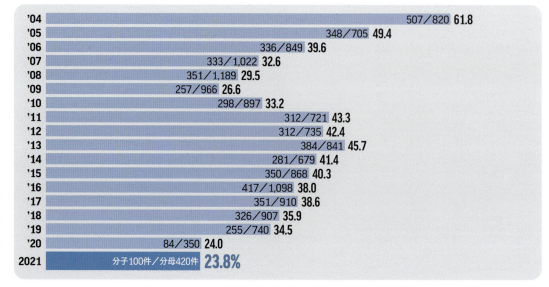

年	分子/分母	%
'04	507/820	61.8
'05	348/705	49.4
'06	336/849	39.6
'07	333/1,022	32.6
'08	351/1,189	29.5
'09	257/966	26.6
'10	298/897	33.2
'11	312/721	43.3
'12	312/735	42.4
'13	384/841	45.7
'14	281/679	41.4
'15	350/868	40.3
'16	417/1,098	38.0
'17	351/910	38.6
'18	326/907	35.9
'19	255/740	34.5
'20	84/350	24.0
2021	分子100件/分母420件	23.8%

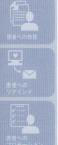

Plan 目標設定・改善策立案
- 2005　　測定開始
- 2007　　測定方法の変更

Do 改善策の実施
- 2013　　サービス向上委員会のスローガンに"気付き"を持つことを入れて活動開始
- 2014.5　「使ってはいけない言葉集」の作成
- 2014.6　サービス向上委員会講演会「祈るを科学する」の開催
- 2015.5　サービスリーダーテキストブック（私たちの大切な患者さんのために）配布
- 2016.10　サービスリーダーテキストブック（私たちの大切な患者さんのために）配布
- 2016　　毎月第2火曜にサービス向上委員会による院内ラウンド（掲示物、清掃・安全面点検など）実施
- 2017　　毎月第2火曜にサービス向上委員会による院内ラウンド（掲示板、駐輪場、清掃関連）実施
- 2018　　毎月第2火曜にサービス向上委員会による院内ラウンド（掲示板、駐輪場、清掃関連）実施
- 2019　　毎月第2火曜にサービス向上委員会による院内ラウンド（掲示板、駐輪場、清掃関連）実施
- 2019　　サービス向上委員会スローガン「みんなにいいこと―思いやりある態度で―」設定
- 2019　　院内掲示物適正化の計画と立案、予算申請
- 2019　　職員の身だしなみについての啓発を「明るい窓」に寄稿
- 2019　　医師の身だしなみについてポスター作成、掲示
- 2019　　一部の病室でシャワールームの汚れが目立つため、次年度での工事を企画
- 2019　　エレベーター内での職員のマナー（私語を慎む）啓蒙のため、ポスターを掲示
- 2019　　感謝のご意見が多い部署を表彰し、「明るい窓」に掲載
- 2020　　毎月第2火曜にサービス向上委員会による院内ラウンド（掲示板、駐輪場、清掃関連）実施
- 2020　　サービス向上委員会スローガン「みんなにいいこと―思いやりある態度で―」継続
- 2020　　職員更衣室をきれいに利用するためのポスター作成
- 2020　　電子媒体上で感謝の気持ちを送る「サンキューカード」実施
- 2020　　マスクをしていても声や目の表現でよりよい患者対応ができるようポスター作成、掲示
- 2021　　毎月第2火曜にサービス向上委員会による院内ラウンド（掲示板、トイレ、清掃関連）実施
- 2021　　接遇に関する出張研修を開催（患者サービス課マネジャー）
- 2021　　接遇に関するe-learningを開催（患者サービス課マネジャー）
- 2021　　「明るい窓」投稿　患者経験調査座談会
- 2021　　笑顔を呼びかけるカード配布

Act 標準化の徹底、問題同定・改善策の見直し
- 2014.5,10　　　　　　　サービスリーダー会を定期的に開催
- 2016.5,10, 2017.3　　　サービスリーダー会を定期的に開催
- 2017.5,7,10, 2018.3　　サービスリーダー会を定期的に開催
- 2019.6,7,11, 2020.3　　サービスリーダー会を定期的に開催
- 2020.6,9,12, 2021.3　　サービスリーダー会を定期的に開催
- 2021.6,9,12, 2021.2　　サービスリーダー会を定期的に開催
- 2021　　　　　　　　　他部署と連携し「接遇研修」を開催

Check 改善策の効果確認
- 2013年度　接遇に関するご意見　感謝12%
- 2014年度　接遇に関するご意見　感謝21%（9ポイントアップ）

● 当院値の定義・計算方法

【感謝】
分子：感謝状件数
分母：意見箱に寄せられた件数
分母補足：2004・2005年度の分母は枚数、2006年度以降の分母は内容に対する件数

【苦情】
分子：苦情件数
分母：意見箱に寄せられた件数
分母補足：2004・2005年度の分母は枚数、2006年度以降の分母は内容に対する件数

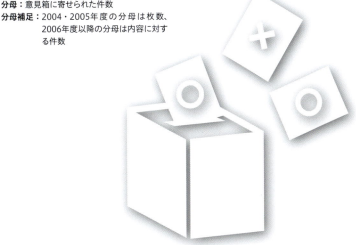

08 意見箱投書中に占める感謝と苦情の割合

第4章　患者満足

接遇に関する啓蒙活動、研修内容をブラッシュアップし、活動を結果につなぐ

　2021年度、ご意見箱と患者相談窓口に寄せられたご意見の総件数は420件であり、2020年度より70件増加しましたが、2019年以前のご意見数と比較すると半数程度といえます。ご意見投書の内訳は、感謝が61.7％（昨年度比6.6％Down）、苦情23.8％（昨年度比0.2％Down）と、感謝の割合が2年連続60％を超えており、苦情の割合も2014年度以降減少を続けています。そして、感謝・苦情それぞれの6つのカテゴリー（診療・看護・接遇・運用管理・施設設備・食事）の結果を見てみると、感謝の上位3項目は、①診療43.6％、②看護35.1％、③運用管理4.24％となっており、昨年同様、診療、看護、運用管理と病院の根幹となる項目が上位となりました。苦情の上位3項目は、①運用管理26.4％、②接遇19.6％、③看護16.6％となり、運用管理、接遇は例年通りのランクインですが、割合としては、それぞれ昨年の半分程度に減少していました。例年はご意見が特定の項目に集中していましたが、すべての項目に分散されているのが特徴となりました。

　例年の課題となっている"接遇"に関して、結果が感謝として表れてはいないものの、苦情としての割合は大きく減少していました。研修やその後の各部署での活動の結果であるといえます。来年度は、研修内容のブラッシュアップを図り、活動を結果につないでいきます。

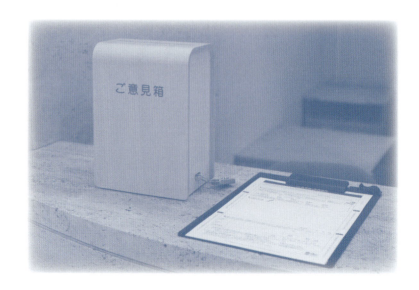

09 患者経験調査

医療の質を評価する側面：Structure / Process / **Outcome**

第4章　患者満足

　当院では、1998年度より患者満足度調査を実施しています。JCI（Joint Commission International）認証を受けたことを契機に、2013年から米国政府が開発した患者評価指標（Hospital Consumer Assessment of Healthcare Providers and Systems：HCAHPS）を参考にした質問紙を導入しました。入院患者においては通年で実施し、2017年度から英語・中国語・ロシア語・スペイン語の質問紙を追加作成し、調査しました。

　外来においても日本語版のみの質問紙配布を2013年より四半期ごとに実施し、全診療科および聖路加国際病院附属クリニック予防医療センター、聖路加国際病院附属クリニック聖路加メディローカス、聖路加国際病院訪問看護ステーションを対象としています。

　2020年4月からは、国際的な看護の質評価（Magnet Recognition®）への適合、ペーパーレス化推進により、外部調査機関によるオンライン形式での調査に切り替えることとなりました。外部の調査機関を通じることで、より客観性の高い結果を得ることができ、かつ、国際比較も容易になりました。調査の蓄積、分析により、ケアの質や業務改善に活かすことができると考えています。質問内容としてはHCAHPS由来のもの（top boxでスコア化）と外部調査機関が開発したもの（meanでスコア化）の2種類で構成されています。

　オンライン形式での質問の種類は、入院、外来、救急外来、訪問看護ステーション用に分かれ、それぞれ日本語と英語表記を準備し、病院施設同様、左記の附属施設においても調査を実施しています。

　また、2020年にはJCI第7版が公開され、患者満足ではなく患者経験を測定するよう明文化されました。JCIの基準においても、患者の個人の体験を基にした主観的な評価を測定し、改善活動を実践することの重要性が明確に示されたということになります。

患者経験調査
Patient experience-inpatient and outpatient

入院患者「全体として、この病院に満足していますか？」

年	分子／分母	スコア
'05	4,420／4,751	93.0
'06	3,394／3,648	93.0
'07	3,715／3,946	94.1
'08	3,328／3,499	95.1
'09	3,791／4,330	87.6
'10	2,893／3,040	95.2
'11	2,324／2,502	92.9
'12	2,428／2,560	94.8
'13	4,185／4,417	94.7
'14	10,588／11,154	94.9
'15	10,290／10,844	94.9
'16	10,107／10,575	95.6
'17	10,141／10,601	95.7
'18	9,944／10,396	95.7
'19	9,288／9,702	95.7
'20	2,849／2,924	97.4
2021	分子3,209件／分母3,287件	97.6%

PDCA / 指標改善パターン

医療従事者へのリマインド

コミュニケーションの改善

監査とフィードバック

医療者への教育

患者への教育

患者へのリマインド

患者へのプロモーション

組織・体制の変更

ルールの変更

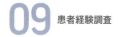

第4章　患者満足

入院患者の年齢別回答割合（有効回答数3,080件）

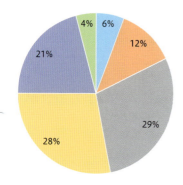

【入院患者回答者属性】
オンライン調査への変更のため質問紙配布時期よりも回答数は減少していますが、2020年度同等、データ分析可能な数の回収を得ています。2021年度の属性情報が有効な3,080件のうち、年齢別回答割合は、50歳以上53％、65歳以上25％となっています。性別は女性が64％、男性が36％、「当院へのご入院は今回が初めてですか？」に対して「はい」が56％、「いいえ」が44％となっています。

■ 0-17歳　■ 18-34歳　■ 35-49歳　■ 50-64歳　■ 65-79歳　■ 80歳以上

外来患者「全体として、この病院に満足していますか？」

年	分子／分母	値
'05	7,727／9,199	84.0
'06	6,944／8,050	86.3
'07	5,315／5,942	89.4
'08	15,442／17,354	89.0
'09	6,208／7,914	78.4
'10	6,320／7,057	89.6
'11	5,890／6,764	87.1
'12	4,071／4,549	89.5
'13	1,405／1,551	90.6
'14	2,326／2,522	92.2
'15	2,792／3,002	93.0
'16	2,781／3,004	92.6
'17	2,751／3,027	90.9
'18	2,812／2,997	93.8
'19	2,771／2,995	92.5
'20	6,453／6,816	94.7
2021	分子5,012件／分母5,216件	**96.1％**

外来患者の年齢別回答割合（有効回答数5,302件）

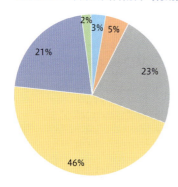

【外来患者回答者属性】
2021年度の属性情報が有効な5,302件のうち、年齢別回答割合は50歳以上69％、65歳以上23％となっています。また、アンケート入力者は、患者本人が94％で多くの割合を占め、性別は女性が57％、男性が43％、「当院への外来受診は今回が初めてですか？」との質問に対して「はい」が9％、「いいえ」が91％となっています。

■ 0-17歳　■ 18-34歳　■ 35-49歳　■ 50-64歳　■ 65-79歳　■ 80歳以上

● 当院値の定義・計算方法

【入院患者】
分子：分母のうち「満足」または「やや満足」と回答した入院患者数
分母：入院患者への患者経験調査項目「全体としてこの病院に満足していますか？」の設問有効回答数

【外来患者】
分子：分母のうち「満足」または「やや満足」と回答した外来患者数
分母：外来患者への患者経験調査項目「全体としてこの病院に満足していますか？」の設問有効回答数

【看護部目標】

看護部が重要視している項目として、「敬意」「傾聴」「理解できる説明」「反応」を挙げています。

入院患者では、看護師に関するこれらの項目の値が海外のベンチマークを超え、高い値を示すことができました。

入院患者2021年度スコア（「看護師によるケアについて」の項目）

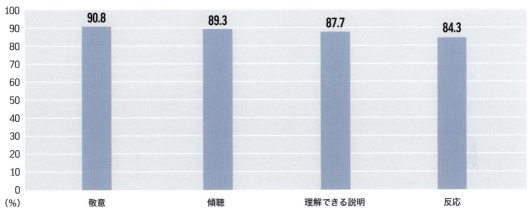

外来患者には、同様の質問において「スタッフ」がどのように対応したかを尋ねています。スコアとしては8割を超える値となりましたが、海外ベンチマークと比較すると低い値となりました。Magnet Recognition®更新は2023年を予定していますが、更新のためにはベンチマークを超えることが前提条件です。ベンチマークはおよそ94というスコアであり現状では未達成です。今後は、この値をいかに上げられるかが、喫緊の課題となっています。

外来患者2021年度スコア

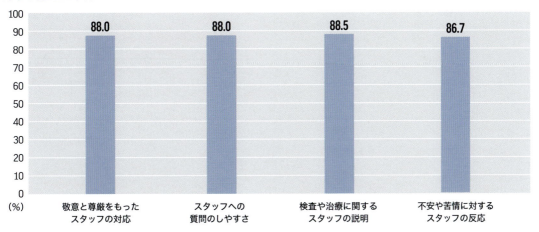

09 患者経験調査　　第4章　患者満足

Plan 目標設定・改善策立案

- 【外来環境】外来待ち時間の改善・管理計画
- 【入院環境】病室内環境改善計画
- 【入院環境】疼痛管理改善計画
- 【院内設備】院内設備改善計画
- 【接遇・マナー】職員接遇・身だしなみの向上のための講義計画
- 【患者経験調査】目標値設定、分析方法、データ可視化、共有方法検討

Act 標準化の徹底、問題同定・改善策の見直し

- 【入院】2021年度　「全体として満足しているかどうか」＝97.6%
- 【外来】2021年度　「全体として満足しているかどうか」＝96.1%

Check 改善策の効果確認

- 【満足度調査】「薬剤の説明」について診療科別、病棟別、年代別評価
- 【満足度調査】目標値と結果につき院内メールにて共有
- 【満足度調査】所定サイトにアクセスすることで瞬時に評価可能、職員と共有
- 【患者経験調査】診療科別、看護部門別にデータ作成、職員と共有

Do 改善策の実施

- 【外来環境】「一人一予約枠制度」の導入
- 【入院環境】全室に時計設置
- 【入院環境】有差額室アメニティグッズ見直し、ティッシュの入院患者ごとの交換
- 【入院環境】制限食の内容および量の改善
- 【入院環境】大型車椅子の購入
- 【入院環境】本館各フロア公衆電話の傍に椅子を設置
- 【入院環境】6階庭園の調査、報告
- 【入院環境】術後疼痛対策としてクリティカルパスウェイを変更
- 【入院環境】病院内での静けさ調査、および啓発ポスターの配布
- 【入院環境】テレビ視聴時の補助スピーカーを購入
- 【入院環境】6階庭園整備工事開始
- 【入院環境】患者用レンタルパジャマサービス運用変更
- 【院内設備】全トイレをウォシュレット対応に改修
- 【院内設備】全病室のトイレと浴室に手すりを設置
- 【院内設備】授乳室を1階に開設
- 【院内設備】外来採尿室トイレを改修
- 【院内設備】ベビーベッドの適切性評価、ベビーシート新規購入
- 【院内設備】外来部門ベビーベッド・ベビーシート・ベビーチェアの月極点検管理開始
- 【院内設備】オストメイト用トイレ設置
- 【院内設備】病室シャワールーム床面修復
- 【院内設備】外来待合椅子更新
- 【院内設備】病棟廊下ダウンライト設置
- 【院内設備】病室陰圧室整備
- 【院内設備】病棟掲示板および照明を各病棟に新設
- 【接遇・マナー】サービスリーダー制による科・部署別サービス改善運動
- 【接遇・マナー】サービス、接偶に関する講演会を1～2回/年 開催
- 【接遇・マナー】会報誌 サービスホットニュース発行
- 【接遇・マナー】サービスリーダー冊子「病院で使ってはいけない言葉集」などを発行
- 【接遇・マナー】「プロの原点としてのマナー」を配布
- 【接遇・マナー】職員に感謝の言葉を伝えよう（Thank You Card）キャンペーンの実施
- 【接遇・マナー】受付接遇チェックとして、受付対応基本マナー冊子作成・配布
- 【接遇・マナー】職員ベストサービス賞の表彰（感謝のご意見の数により決定）
- 【満足度調査】2016年　試験的に短期間、外国籍（英訳調査票）患者の調査を実施
- 【満足度調査】2017年　日本語に加え英語・中国語・ロシア語・スペイン語の調査票配布を開始
- 【満足度調査】2020年　質問紙配布からオンライン調査へ変更
- 【満足度調査】2020年　自由記載コメントを印刷し部署に配布
- 【満足度調査】2020年　オンライン調査の支援資材としてiPad購入予算計上
- 【患者経験調査】2021年　JCI第7版を契機として患者満足度調査から患者経験調査測定へ

66

患者経験調査を外部機関に委託、オンライン化継続。
患者中心の医療、患者視点のサービス提供を目指す

2020年4月から開始したオンライン調査は2年目を迎えることになりました。

入院患者では、3割程度の回答になっておりベンチマークを超えているものの、さらに回答数を増やしたいところです。外来患者では、通年の継続調査により回答数が増えていますが、調査依頼が業務の繁忙により左右される傾向があり、今後の課題となっています。

2021年は新型コロナウイルス感染症（COVID-19）のパンデミックの局面にあり、これまでのケアの提供を変化せざるを得ない状況になりました。そのような中でもベストプラクティスを模索し、よい医療サービスを提供するには、どのような組織や仕組みをつくり、どのような人材を育成すべきなのかを議論し続ける必要があるのだと思います。特定の職員に依存した優れた医療サービスではなく、どの病棟、どの外来においても、いつもよいケアが提供されるということが重要なのでしょう。すなわち、病院の入口を入ったところから病院を出るまで、外来受診や入院など場面は変化しても、全病院職員から親切で思いやりのあるケアをいつも一貫して提供されることが、患者経験の評価に影響を及ぼすのだと考えます。

厚生労働省は、「保健医療2035」においてパラダイムシフトを提示しています。その中で、これまでは質の拡大だったものが、質の改善へ、また、インプット中心だった医療全体の傾向を、患者の価値中心へ置き換えることを示唆しています。患者が経験し感じたことが、どのようであったかを知ろうとする努力は、患者との協働医療のために非常に重要なことだと考えます。今後も患者中心の医療、患者視点のサービスを提供するために、職員一丸となり、さまざまな取り組みを継続していきたいと考えます。

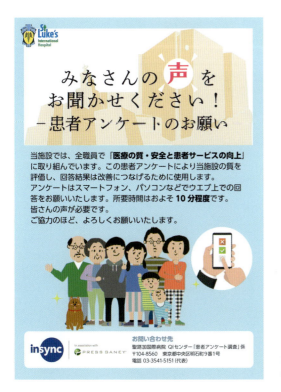

参考文献
1) 保健医療2035サイト
https://www.mhlw.go.jp/seisakunitsuite/bunya/hokabunya/shakaihoshou/hokeniryou2035/future/

※当院が採用する海外ベンチマークデータは一般公開されていないため、詳述していない。

報告・記録

第5章

10 2週間以内の退院サマリー作成率、48時間以内の手術記録作成率

11 検体検査の報告に要した平均時間

Reports and Records

第5章 報告・記録

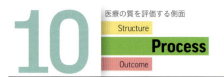

2週間以内の退院サマリー作成率、48時間以内の手術記録作成率

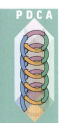

　退院サマリーとは、入院中のまとめだけでなく患者の病歴や外来や前医での診療の経緯など患者と患者を取り巻く状況・環境を含めて作成するものです。また、手術記録も術中所見や手技だけでなく、出血量や検体、手術時間、麻酔時間などの情報を含めて正確に作成します。

　退院サマリーと手術記録はどちらも必要なことを簡潔に他の医療者と情報共有するために作成されます。患者の診療に役立つのはもちろん、作成者自身も施行した診療・起こった出来事を客観的に振り返ることで自身の技術を高めることができる学びのためにも重要な記録です。

　退院後に自施設で継続して外来診療を受ける場合や他施設へ転院する場合、訪問看護を受ける場合など医療連携には、患者の診療とケアの内容を正確に把握し、次につないでいかなければなりません。退院サマリーや手術記録を一定期間内に早期作成することは、患者の治療効率向上や病院全体のチーム医療の質向上につながるのです。

2週間以内の退院サマリー作成率
Completion of discharge summary within 2 weeks

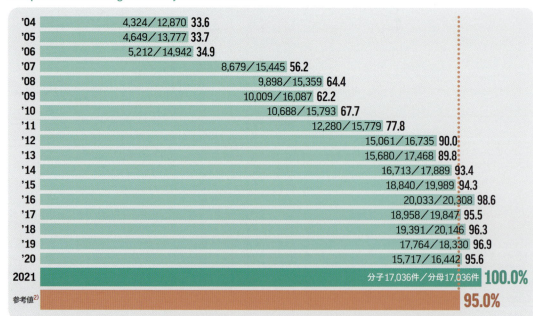

年	分子／分母	率(%)
'04	4,324／12,870	33.6
'05	4,649／13,777	33.7
'06	5,212／14,942	34.9
'07	8,679／15,445	56.2
'08	9,898／15,359	64.4
'09	10,009／16,087	62.2
'10	10,688／15,793	67.7
'11	12,280／15,779	77.8
'12	15,061／16,735	90.0
'13	15,680／17,468	89.8
'14	16,713／17,889	93.4
'15	18,840／19,989	94.3
'16	20,033／20,308	98.6
'17	18,958／19,847	95.5
'18	19,391／20,146	96.3
'19	17,764／18,330	96.9
'20	15,717／16,442	95.6
2021	分子17,036件／分母17,036件	100.0%
参考値[2]		95.0%

●当院値の定義・計算方法
分子：担当医が2週間以内にサマリーを作成した件数
分母：退院患者件数（宿泊ドック患者を除く）

●参考値の定義・計算方法
財団法人日本医療機能評価機構発行
病院機能評価データブック
2020年度　公表数値

2週間以内の退院サマリー作成率

Plan 目標設定・改善策立案
- 2005　測定開始
- 2006.12　「新医師臨床研修評価に関する研究会」(現NPO法人卒後臨床研修評価機構)より、早急に改善すべき点との指摘
- 2014.4　診療報酬改定(診療録管理体制加算の要件変更)にて退院後2週間以内の承認率90%以上が条件となり、目標を90%以上に設定
- 2015.2　各診療科における研修医教育の責任者としてEducational Chief (EC) を選出し任命
- 2016～2017　医師全体へ早期作成についての啓発活動と意識改革
- 2018～　承認率を100%に近づけることを目標に設定

Act 標準化の徹底、問題同定・改善策の見直し
- モニタリング継続

Check 改善策の効果確認
- 2012.4　「退院後1週間以内作成率」をQI委員会指標とし、毎月状況を報告
- 2013.4　退院後2週間以内の承認率を診療科別・医師別に定期的に院内で公表
- 2014.5　退院後2週間以内の承認率と承認状況を毎週院長へ報告
- 2014.5以降　退院後2週間以内の承認率90%以上を維持
- 2015.2～　ECミーティングを月1回開催し、研修医の退院サマリー作成状況で指導方法を検討

Do 改善策の実施
- 2005　退院サマリーをA4サイズ1枚に制限
- 2008.4　退院時診断名付与基準を作成し、診療科ごとにレクチャーの機会を設置
- 2011　担当医による退院サマリー作成期限を退院後1週間以内に設定し、退院サマリーの作成期限を厳守できなかった診療科への診療情報の二次利用を停止
- 2012.7　JCI受審を契機に退院サマリーに必要な項目や記載内容について、各会議で啓発活動を実施
- 2013.4　主治医による退院サマリー承認期限を退院後2週間以内に設定
- 2014.4　効率的なサマリー作成方法などについての資料を作成し、各診療科や個別に指導教育を実施
- 2014.11　教育センターと連携しサマリー督促のタイミングや手順などについて具体的に検討
- 2015.2　ECによる研修医への退院サマリー作成を含む指導の開始
- 2016　期間近のサマリーを担当診療科全体へ適宜通知
- 2017　作成率の低い診療科へ作成状況をフィードバック
- 2017～　研修医が出席する会議と研修医を管理する委員会でサマリー作成状況報告を定期的に実施
- 2018　退院後5日目以降のサマリーについて担当診療科全体へ毎日通知
- 2018　ECや特定の診療科へ作成状況(作成率推移や記載医別作成率)をフィードバック
- 2019～　新入職医師のオリエンテーションにて退院サマリー作成についてレクチャー
- 2021　退院後4日目以降のサマリーについて担当診療科全体へ毎日通知(通知対象を以前の退院後5日以降から4日目以降に変更)

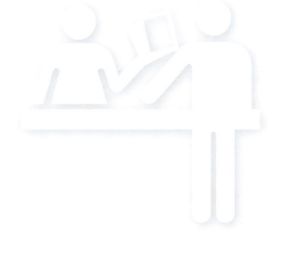

10 2週間以内の退院サマリー作成率、
48時間以内の手術記録作成率

第5章　報告・記録

48時間以内の手術記録作成率
Completion of operative record within 48 hours

年	分子/分母	値
'04	516／5,392	**9.6**
'05	627／5,780	**10.8**
'06	885／6,285	**14.1**
'07	780／6,381	**12.2**
'08	2,610／6,251	**41.8**
'09	3,325／6,325	**52.6**
'10	4,062／6,204	**65.5**
'11	4,443／6,385	**69.6**
'12	6,216／7,115	**87.4**
'13	6,734／7,505	**89.7**
'14	6,845／7,907	**86.6**
'15	7,140／8,241	**86.6**
'16	7,625／8,707	**87.6**
'17	7,763／8,694	**89.3**
'18	7,699／9,047	**85.1**
'19	7,476／8,988	**83.2**
'20	6,444／8,243	**78.2**
2021	分子7,254件／分母8,788件	**82.5%**

● 当院値の定義・計算方法

分子：手術室退室後48時間以内に手術レコードが作成された件数　　分母：手術実施件数（日帰り手術は除く）

48時間以内の手術記録作成率

Plan 目標設定・改善策立案
- ● 2005　　測定開始
- ● 2015.3　術後24時間以内の手術記録作成リストにて診療科別や個別の作成傾向を分析把握
- ● 2016.9　手術記録作成状況リスト抽出ツールを作成
- ● 2017　　定期的にモニタリングを行う担当者を配属
- ● 2018　　術後24時間以内の手術記録作成率を95%以上に設定

Do 改善策の実施
- ● 2012.7　手術記録の作成期限を術後24時間以内に設定
- ● 2012　　手術記録作成期限を厳守できなかった執刀医は手術室への入室を禁止
- ● 2012.7　JCI受審を契機に、手術記録に必要な項目や記載内容について、各会議で啓発活動を実施
- ● 2016.9　手術記録作成状況リストにて作成状況をタイムリーに把握し、作成者へのフィードバックを実施
- ● 2017　　診療科別作成状況をモニタリングし、フィードバックを定期的に実施
- ● 2018　　手術記録作成率　月別推移や診療科別作成率などのフィードバックを適宜実施
- ● 2019　　術後24時間以内の未作成者へフィードバックを適宜実施
- ● 2021〜　研修医が出席する会議と研修医を管理する委員会にて手術記録の期限内作成率報告を定期的に実施

Act 標準化の徹底、問題同定・改善策の見直し
- ● モニタリング継続
- ● 督促の強化

Check 改善策の効果確認
- ● 2008年以前より　手術記録未完成リストを担当医師と担当診療科に定期的に通知し、作成率を診療科名や医師名とともに院内で公表
- ● 2012.7　手術記録項目不備リストを毎週抽出し、診療科別や個別にて適宜指導
- ● 2016〜2020　効果的な督促方法の検討

早期作成の必要性を繰り返し教育、医療記録オーディット委員会や 教育センターなどとも連携を継続

2004年までは退院サマリーの枚数に制限がありませんでした。そのため、電子カルテの自動取り込み機能の使用により、不要な情報が残ったまま経過が要約されず、退院後の外来受診などで、要点がわかりづらいなどの問題がありました。そこで、2005年より退院サマリーをA4サイズ1枚に制限しました。

また、退院サマリーを作成する作成医に対して、教育目的で医療記録オーディット委員会を中心に、2008年4月に退院時診断名付与基準を設け、診療科ごとに要点を付加した退院サマリーの書き方をまとめ、レクチャーの機会を設けました。2012年にはJCI受審を契機に退院サマリーや手術記録に必要な項目、作成内容について、各会議にて啓発を繰り返しました。2014年度に診療録管理体制加算1を得るための要件「退院後2週間以内にサマリー承認率90％」をクリアするために、作成期限のさらなる厳守に向けて督促を強化しました。2015年より研修医教育の責任者として、各診療科にEC（Educational Chief）を任命し、直接の指導者として彼らが診療科ごとに研修医の業務指導、進捗管理を担うことができるようにしました。2016年より作成期限前督促を開始しておりますが、2018年には退院後5日目以降のサマリーについて、2021年には退院後4日目以降のサマリーについて担当診療科全体へ毎日通知を行いました。

その結果、退院サマリーの作成率は2014年以降には90％以上、2016年以降には95％以上を継続し、2021年には診療科チーフレジデントのさらなる記載医への指導もあり100％を達成しました。

手術記録に関しては、2012年に手術記録未作成リストを毎月定期的に抽出し、診療科別や個別にフィードバックを行い、適宜指導も行いました。その結果、手術記録は、2020年を除き2012年より作成率が80％以上で推移しております。

2020年は新型コロナウイルス感染症（COVID-19）対応および電子カルテ新システム切り替え時期と重なったことも影響して手術実施件数が減り、作成率も80％を下回りましたが、2011年までの作成率と比較すると2012年以降は全体的に改善がみられています。

質向上に対しては診療科ローテーションごとのレクチャーの実施や個々作成医へのアドバイスなど、各診療科の指導医が根気よくフィードバックを行うことが重要です。多くの情報を機械的に集約しても、文書の要約の仕方に関しては、優れた指導者から指導を受け、経験を積まなくてはなりません。そのため、指導体制の構築や優れた指導医の養成にも力を入れています。

現在、退院時サマリーは標準化が進められています。規格（厚生労働省標準）のみならず形式・項目も整えられ、精度の高い記述が伴えば、個々の患者の診療やケアの連携はより円滑になります。手術記録とともにデータの蓄積が進めば将来的にその利活用により、多くの人に恩恵をもたらすことでしょう。

参考文献

1) The Australian Council on Healthcare Standards（ACHS）. AUSTRALASIAN CLINICAL INDICATOR REPORT 15th Edition 2006-2013. http://www.achs.org.au/media/88679/clinical_indicator_report_2006_2013.pdf（2017.06.24 available）

2) 公益財団法人 日本医療機能評価機構：病院機能評価データブック2020年度，2021年12月15日発行

3) 日本医療情報学会・日本診療情報管理学会：退院サマリー作成に関するガイダンス Sep2019

11 検体検査の報告に要した平均時間

医療の質を評価する側面：Process

第5章 報告・記録

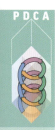

血液などの検体検査の結果が報告されるまでの時間は、患者の診断や治療に直結する診療支援の指標となります。

当院では、患者が採血室の自動受付機で受付してから、結果が診療科に送信されるまでの時間を測定しています。緊急検査項目を除き、検体の測定は原則的にすべてランダムアクセスで処理されています。なお、例年検査室の稼働が比較的安定し、公休日が入らない6月第2週目の月曜日から金曜日の通常時間帯を調査対象時期としています。

検体検査の報告に要した平均時間
Report time - blood examination

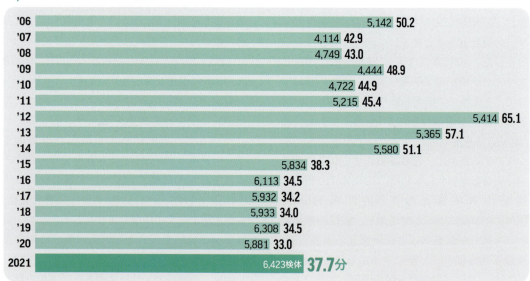

年	件数	平均時間(分)
'06	5,142	50.2
'07	4,114	42.9
'08	4,749	43.0
'09	4,444	48.9
'10	4,722	44.9
'11	5,215	45.4
'12	5,414	65.1
'13	5,365	57.1
'14	5,580	51.1
'15	5,834	38.3
'16	6,113	34.5
'17	5,932	34.2
'18	5,933	34.0
'19	6,308	34.5
'20	5,881	33.0
2021	6,423検体	37.7分

※2015年5月7日より検査システムをリニューアル

● 当院値の定義・計算方法
平均時間：受付から結果報告に要した平均時間
件数：6月第2週の月曜日から金曜日までの血算、生化学検査、GLU、HbA1c、凝固検査の件数

参考文献
1) Matsumoto Y et al.: Evaluated Laboratory Information Technology for Quality Manager Our Clinical Laboratory.The 6th Cherry Blossom Symposium. International Conference of Clinical Laboratory Automation and Robotics, Kobe, Japan. April 18-19, P.79, 2008.
2) 佐々木良子, 他：検査室精度管理の定量評価について. 臨床病理. 54:168, 2006.
3) Shikano H et al.: Evaluation of Renovated Laboratory Information System and Laboratory Automation System for Quality Management of Clinical Laboratory. The 10th Cherry Blossom Symposium. International Conference of Clinical Laboratory Automation, Seoul, Korea, April 20-22, P.53, 2016.
4) 田篠絵理香, 他：当院検体検査室の全面改装およびシステム更新による業務効果の評価―JCI認証の過程を含め―. 臨床病理. 66:24, 2018.

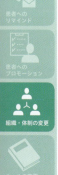

Plan 目標設定・改善策立案	**Do** 改善策の実施
●2005　測定開始 ●2012　採血待ち時間の短縮を目標設定 ●2014　検査処理能力向上のために機器の入れ替えを検討 ●2016　新機器導入効果をさらに活かすために、業務運用の見直しを検討	●2013.4　採血担当スタッフを増員 ●2014　検査システムおよび検査機器の選定 ●2015　検査システムおよび検査機器の新規導入設置 ●2016　新たなワークフローの運用を開始
Act 標準化の徹底、問題同定・改善策の見直し	**Check** 改善策の効果確認
●モニタリング継続 ●2013　採血担当スタッフの増員により採血待ち時間が短縮 ●2015　検査システムおよび検査機器の新規導入により、平均報告時間が短縮	●年1回のデータ収集にて値確認 ●2013　採血待ち時間を調査

さらなる時間短縮実現のため、検査スタッフの業務運用の見直しやダウンタイムの短縮が課題

当院の調査では、特殊な処理を要する検査も一部含んでいるため、実際の運用時間よりも数分遅く表示されていると考えられます[1]。また、採血室で受付してから、検査結果が報告されるまでの時間を調査しているため、採血待ち時間も含まれています。

2009年の平均報告時間が延長した原因として、特定の曜日や時間帯に患者が採血室に集中し、採血待ち時間が延長したことが主因[2]と考えられます。

2012年には採血待ち時間がさらに延長したため、平均報告時間が大幅に延長したと考えられます。外来受診患者の増加に伴い、外来採血室採血患者数が増加したこと、および感染防止強化のため、採血手技に手指消毒や器具消毒などの手順が追加され、1患者あたりの採血所要時間が延長したことが理由として挙げられます。

2013年には、外来採血室採血患者数が2012年より増加しましたが、採血担当スタッフ数を増員することにより、採血待ち時間を短縮することができました。しかし、検査数の増加に対して機器の処理能力が追いつかず、平均報告時間は若干の短縮にとどまりました。

2014年には、検体数がさらに増加したにもかかわらず、検査室全体で採血室をバックアップする体制が強化され、また、手技の安定も相まって採血待ち時間の短縮につながりました。加えて老朽化した機器を一部入れ替えたことにより、平均報告時間が短縮されたと考えられます。

採血待ち時間のさらなる短縮を実現するため、採血担当スタッフ数の日毎調整、検体が検査機器に搬送されるまでの運用などの見直しとともに、2015年5月に検査システムおよび検査機器の全面入れ替えを行ったことにより、検査の処理能力が大きく向上し、平均報告時間を大幅に短縮することができました[3][4]。

2016年以後も検体数は多い状態が続いていますが、平均34分台を維持しています。2020年は新型コロナウイルス感染症（COVID-19）の世界的流行により、外来・入院とも検体検査件数は減少しました。データ抽出週は緊急事態宣言解除後でしたが、検体数は2019年より少なく、平均時間も33分とやや短縮しました。2021年は外来患者数の回復もあり、検体数は過去最高となりました。COVID-19関連検査など新しい業務の増加も影響し、平均時間は延長しています。

検査スタッフの業務運用の見直し、診療に影響を与えない検査依頼の削減啓発、機器のメンテナンスや故障によるダウンタイムの短縮を課題とし、改善に向けた活動を継続しています。

看護

第6章

12	褥瘡発生率
13	褥瘡発生リスクの高い人に対する体圧分散寝具の使用率(処置実施率)
14	入院患者のせん妄評価率・発症率
15	転倒・転落発生率、転倒・転落による損傷発生率
16	転倒・転落リスクアセスメント実施率、転倒・転落予防対策立案率、転倒・転落予防対策説明書発行率、転倒・転落リスク再アセスメント実施率
17	身体拘束実施率

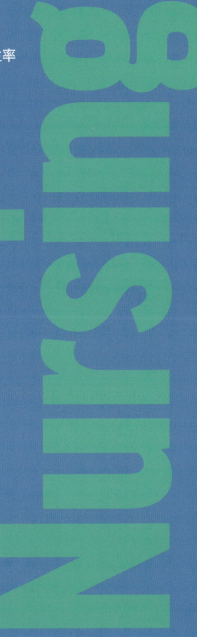

12 褥瘡発生率

医療の質を評価する側面
Structure / Process / **Outcome**

第6章　看護

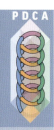

　褥瘡は、看護ケアの質評価の重要な指標としてとらえられています。例えば、看護の質評価基準として、「インシデントを防ぐ」という領域の患者アウトカム（有害事象）の指標として挙げられています[1]。アメリカでは、米国看護協会の一組織であるAmerican Academy of Nursingのマグネットホスピタル選考要件の質評価項目の「有害事象」に、褥瘡発生や転倒・転落などが指標として示されています[2]。

　褥瘡は、患者のQOL（quality of life：生活の質）の低下をきたすとともに、感染を引き起こすなど治癒が長期に及ぶことによって、結果的に在院日数の長期化や医療費の増大にもつながります。そのため、褥瘡予防対策は提供する医療の重要な項目の1つにとらえられ、1998年からは診療報酬にも反映されています。

褥瘡発生率　Incidence of pressure injury

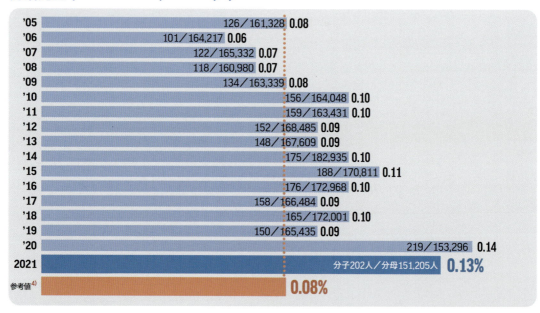

年	分子／分母	値
'05	126／161,328	0.08
'06	101／164,217	0.06
'07	122／165,332	0.07
'08	118／160,980	0.07
'09	134／163,339	0.08
'10	156／164,048	0.10
'11	159／163,431	0.10
'12	152／168,485	0.09
'13	148／167,609	0.09
'14	175／182,935	0.10
'15	188／170,811	0.11
'16	176／172,968	0.10
'17	158／166,484	0.09
'18	165／172,001	0.10
'19	150／165,435	0.09
'20	219／153,296	0.14
2021	分子202人／分母151,205人	0.13%
参考値[4]		0.08%

●当院値の定義・計算方法
分子：分母対象患者のうち、d2以上の褥瘡の院内新規発生患者数
分母：入院延べ患者数
分子包含：院内で新規発生の褥瘡（入院時刻より24時間経過後の褥瘡の発見または記録）、深さd2以上の褥瘡、深さ判定不能な褥瘡、深部組織損傷疑い
分母除外：日帰り入院患者（同日入退院患者も含む）、入院時すでに褥瘡保有の記録がある患者[*1]、対象期間より前に褥瘡の院内発生が確認されている継続入院患者[*2]の入院日数

深さ	d0	皮膚損傷・発赤なし
	d1	持続する発赤
	d2	真皮までの損傷
	D3	皮下組織までの損傷
	D4	皮下組織をこえる損傷
	D5	関節腔、体腔に至る損傷
	DU	深さ判定が不能の場合

*1　院内での新規発生に限定
*2　すでに褥瘡が発生している患者を除き、対象期間内に院内で新規発生した患者に限定

●参考値の定義・計算方法[4]
同上（当院定義と同じ）

Plan 目標設定・改善策立案

- ●2007.4 QI委員会指標として計測開始（2008年度まで）
- ●2012.4 再度、QI委員会指標として計測開始。算出定義を見直し、目標値を0.07%に設定
- ●2017.4 電子カルテデータから褥瘡発生患者リストの作成を開始

Do 改善策の実施

- ●各病棟へ定期的にフィードバック
- ●褥瘡専従管理者の配置、スタッフへの教育、体圧分散寝具の購入
- ●褥瘡対策チーム（皮膚科医師、形成外科医師、皮膚・排泄ケア認定看護師、病棟スタッフ、NST*3メンバー）による週1回の褥瘡回診
- ●褥瘡ハイリスク患者ケア加算取得により、皮膚・排泄ケア認定看護師がハイリスク患者に対して早期介入（予防および、入院前からの褥瘡保有者への対応）
- ●職員教育の強化（看護師対象の段階を踏んだ褥瘡関連の看護コース・全職員対象の褥瘡クラスの開催）
- ●褥瘡ケア検討会の定期開催（月1回、メンバー約50名）
- ●2009.3 QI勉強会「チームで展開する褥瘡予防対策と治療」の開催
- ●2014.10 発生率を病棟別にグラフ化、部署へフィードバック
- ●2015.6 NDNQI（米国）に参加
- ●2019 クッションドレッシング材と背抜きグローブの導入
- ●2020 全身洗浄液の導入

Act 標準化の徹底、問題同定・改善策の見直し

- ●モニタリング継続
- ●2016.3 現状を分析し、管理者研修での対策案の提示

Check 改善策の効果確認

- ●2008.5 褥瘡ハイリスク患者ケア加算算定開始により、褥瘡学会からの算出方法でデータ検証
- ●2012.9 褥瘡発生患者に対し、予防可能だったかどうかを分析
- ●2014.1 新規褥瘡発生患者の転帰調査

*3 NST (Nutrition Support Team)

参考文献

1) 「看護ケアの質の評価基準に関する研究」: 1993年文部科学研究, 主任研究者片田範子.

2) American Nurses Credentialing Center: Magnet Recognition Program, 2005.

3) The Australian Council on Healthcare Standards: ACHS Australasian Clinical Indicator Report: 2001-2008 Determining the Potential to Improve Quality of Care: 10th Edition. http://www.achs.org.au/pdf/temp/ Australasian_Clinical_Indicator_ Report_200108_10thEdition.pdf (2011.04.25 available)

4) 一般社団法人 日本病院会：2018年度 QI プロジェクト（QI推進事業）結果報告. https://www.hospital.or.jp/ pdf/06_20191120_01.pdf (2022.11.10 available)

5) The Joint Commission; The Implementation Guide for the NQF Endorsed Nursing-Sensitive Care Measure Set 2009, version 2.0. http://www.jointcommission.org/ assets/1/6/NSC%20Manual.pdf (2017.06.24 available)

6) European Pressure Ulcer Advisory Panel and National Pressure Ulcer Advisory Panel; Pressure Ulcer Prevention: Quick Reference Guide. http://www.npuap.org/Final_ Quick_Prevention_for_web_2010.pdf (2017.06.24 available)

7) 日本褥瘡学会編：褥瘡予防・管理ガイドライン 第5版. 照林社, 2022.3

12 褥瘡発生率

褥瘡対策チームを組み、多職種協働で予防・管理へ取り組む

褥瘡は、看護ケアの質評価の指標の1つに挙げられています。そして、創傷の一部としてとらえられており、局所管理だけでなく全身管理が必要な疾患に属しています。したがって、褥瘡の予防・管理に対しては、組織の医療従事者がチームとなって働きかけるようになっています。当院でも褥瘡対策チームを組み、医師・看護師・栄養士・薬剤師・理学療法士・作業療法士・言語聴覚士・ソーシャルワーカーと協働で、褥瘡管理に取り組んでいます。

2014年度は褥瘡の記録（テンプレート）の見直しを行い、電子カルテ上の褥瘡記録と手書きの褥瘡発生報告データの整合性を確認しながら、電子カルテの記載データから褥瘡発生率の算出が行えるか検討をしました。その結果、褥瘡に類似する皮膚障害などとの鑑別が困難な場合があり、2014年度は電子カルテ上から発生率の自動的な算出は見送ることになりました。2015年度から2016年度にかけては、電子カルテの記載内容のチェックを行い、各部署へのフィードバックを継続、2016年12月には褥瘡テンプレートをデータ収集がしやすいよう見直し、修正を行いました。

2016年度中に、電子カルテ上に記載されたテンプレートの内容から褥瘡発生率の算出が可能と判断できたため、2017年度からは電子カルテの記載内容から褥瘡発生率の算出を開始しました。具体的には褥瘡記録が書かれた1か月分（先月分）の褥瘡テンプレートの全データをパスワード付きで月初に提供してもらい、そのデータを検討会メンバーが自部署で記載された全テンプレートの記載内容を確認し、決められた期日までに必要時修正を行います。その後、改めてデータの集計を医療情報課で行い、褥瘡発生率の算出を行っています。

また、2015年度からはNDNQI（National Database of Nursing Quality Indicators、米国）に褥瘡関連データを提出し、ベンチマーク調査を行っています。そして2019年には評価項目の水準をクリアしMagnet Hospitalとして認証されました。

今後、褥瘡発生リスクが高い患者に対する予防ケア、記録（アセスメント）の有無をチェックし各部署へのフィードバックを図ることで、自部署で行われているケアの実施状況を把握し、改善策を講じていく予定です。

2018年度の診療報酬改定で、褥瘡ハイリスク患者ケア加算の対象患者に【皮膚に密着させる医療関連機器の長期かつ持続的な使用が必要であるもの】が追加されたことを受け、2019年度に医療関連機器圧迫創傷（Medical Device Related Pressure lnjury：MDRPI）予防としてクッションドレッシング材を院内採用し、使用開始しました。さらに背抜き、圧抜き、体位変換が容易に実施できる背抜きグローブの使用を開始し、効果的な褥瘡予防ケアの実施に努めています。

2020年度には、新型コロナウイルス感染症（COVID-19）の感染拡大予防を目的として全身洗浄液を院内採用し、ケアの簡便化および時間の短縮が可能となりました。2020年12月に日本褥瘡学会よりDESIGN-R® 2020が出され、DTI（深部損傷褥瘡）やクリティカルコロナイゼーション（臨界的定着）が追加されたため、電子カルテ上のテンプレートの改訂を行いました。またクリティカルコロナイゼーションの状態にある創傷の治癒促進のため、抗菌性創傷被覆材を院内採用しました。

2021年度の褥瘡発生率は0.13％（前年度比−0.01ポイント）でした。このうち自重が要因の褥瘡は0.08％（前年度比−0.01ポイント）でした。褥瘡発生予防として院内採用されているクッション材や背抜きグローブといった物品の活用ができた結果と考えられます。今後さらに多職種との連携を強化し、褥瘡予防を推進できるよう取り組んでいく予定です。

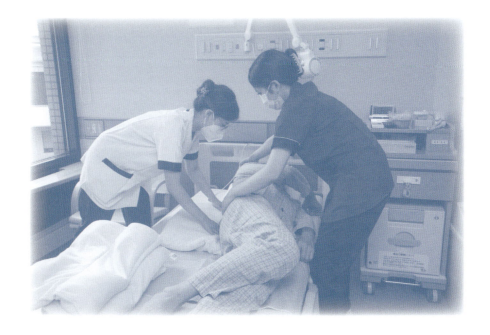

第6章　看護

13 褥瘡発生リスクの高い人に対する体圧分散寝具の使用率（処置実施率）

医療の質を評価する側面：Process

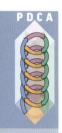
PDCA / 指標改善パターン

　入院時に、褥瘡危険因子評価とブレーデンスケール（8歳未満はブレーデンQスケール）を使用して褥瘡発生のリスクアセスメントを行い、必要な患者に対して看護計画を立案しています。

　日本褥瘡学会において、褥瘡発生率を低下させるために体圧分散寝具の使用を強く勧めています。そこで、当院の褥瘡予防のプロセス指標として、褥瘡発生のリスクが高い患者に対する体圧分散寝具の使用率を取り上げています。この指標から、褥瘡発生リスクの高い患者に対して必要な体圧分散寝具を使用するという予防対策がとられていたか、予防的介入が行えていたかどうかをみることができます。

　2011年度は体圧分散寝具を使用する看護計画が立案されているかどうかをみていました。

　2012年度は入院時のリスクアセスメントの結果、リスクが高い患者に対して実際に体圧分散寝具を使用したかどうかの使用率（処置実施率）をプロセス指標として取り上げました。

　2013年度からは入院時だけでなく、入院期間中に褥瘡関連のテンプレートに記載されたすべてのブレーデンスケールの結果をもとに、褥瘡発生リスクが高い患者、また褥瘡を有する患者に対して体圧分散寝具の処置実施を行っていたかを指標に取り上げました。

褥瘡発生リスクの高い人に対する体圧分散寝具の使用率（処置実施率）
Use of weight-dispersing beds for high risk patients (implementation rate)

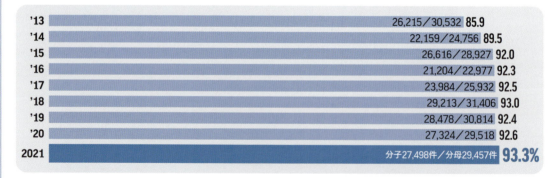

年度	分子/分母	%
'13	26,215 / 30,532	85.9
'14	22,159 / 24,756	89.5
'15	26,616 / 28,927	92.0
'16	21,204 / 22,977	92.3
'17	23,984 / 25,932	92.5
'18	29,213 / 31,406	93.0
'19	28,478 / 30,814	92.4
'20	27,324 / 29,518	92.6
2021	分子27,498件 / 分母29,457件	93.3%

●当院値の定義・計算方法
対象者：該当月の在院患者
分子：リスクが高い期間の処置実施数
分母：該当月の入院患者のうち、「褥瘡対策に関する診療計画書（入院時）」などで、ブレーデンスケールが14点以下の患者の入院日数（ブレーデンQスケールは16点以下）
分母除外：3E・3W病棟入院患者、診療科が宿泊ドック・産科クリニックの患者

参考文献
1) 日本褥瘡学会編：褥瘡予防・管理ガイドライン 第5版．照林社，2022.3

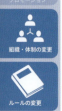

Plan 目標設定・改善策立案

- 2012.4 QI委員会指標として計測開始。目標値を80%に設定
- 2013.4 目標値を85%に設定
- 2013.7 テンプレート改版により、データ収集方法を変更
- 2014.4 目標値を87%に設定
- 2015.1 すべての高機能体圧分散寝具に個体識別が可能なバーコードを貼付し、処置実施の際にバーコード認証を開始
- 2015.4 目標値を90%に設定
- 毎年高機能体圧分散寝具の経年劣化を考慮し、5台ずつ新規購入継続
- 体格の大きな外国籍の患者に使用できるよう毎年インベントリーを実施したうえで幅の広いワイドタイプの購入継続
- 当院で保有している高機能体圧分散寝具の一部が製造中止および修理不能となることを受け、新たな機種のトライアルを実施

Do 改善策の実施

- 2012.3 体圧分散寝具の使用における処置実施開始
- 2012.3 褥瘡対策チーム（褥瘡ケア検討会）のメンバーを通し、処置実施の入力を行う必要性について繰り返し説明
- 2013.3 テンプレートを改版
- 2013.10 褥瘡発生リスクの高い患者に対し、NST*回診記録状況をNSTへフィードバック
- 2014.12 自動体位変換機能付き高機能体圧分散寝具（20台）導入
- 2015.1 すべての高機能体圧分散寝具に個体識別が可能なバーコードを貼付し、バーコードによる処置実施を開始
- 2015.4 バーコード実施入力開始に伴い、部署ごとに所有していた体圧分散寝具を院内一括保管管理として、体圧分散寝具の部署間の貸し借りの手間を軽減
- 2016.3 自動体位変換機能付き高機能体圧分散寝具をさらに5台導入
- 2018.4 ロボティックマットレス1台導入
- 2019年度 3月時点で自動体位変換機能付高機能体圧分散寝具29台を含め計172台の高機能体圧分散寝具を購入し使用

Act 標準化の徹底、問題同定・改善策の見直し

- 目標達成のため、目標値の見直し
- モニタリング継続
- バーコードの処置実施入力内容の分析

Check 改善策の効果確認

- 2008.5 褥瘡ハイリスク患者ケア加算算定開始により、褥瘡学会からの算出方法でデータ検証
- 2012 処置実施入力における、適切な体圧分散寝具の使用を把握
- 2015.1 処置実施入力された体圧分散寝具のデータを毎月抽出し、部署ごとにフィードバック
- 2015年度以降 目標値を毎年達成

＊NST（Nutrition Support Team）

劣化したマットレスを入れ替え、処置実施入力内容を分析し、より効果的な活用方法を検討

2012年度から電子カルテ上で体圧分散寝具の処置実施入力を開始していますが、全部署がほぼ目標値を達成できています。

褥瘡発生予防のプロセス指標としてこの指標を採用し、目標値は達成していますが、褥瘡発生率は目標値に達していないため、高機能体圧分散寝具への切り替えのタイミングが適切であるのかなど、他の視点も組み合わせて予防ケアが実施されているのかを確認していく必要があると考えています。

2016年度から2017年度にかけて、高機能マットレスのメンテナンスを褥瘡ケア検討会のメンバーと物品管理センターとで協力して行いました。

2018年にロボティックマットレスを導入し、褥瘡ケア検討会メンバーが中心となって新入職員の教育に利用したり、各部署をローテーショ

ンさせて、体位による体圧の変化を視認させることで、除圧に有効な体位変換を習得できるよう活用しています。

2020年度に当院で保有している高機能体圧分散寝具の一部が製造中止および修理不能となることを受け、新たな機種のトライアルを実施し検討しており、褥瘡発生リスクの高い患者に不足なく使用できるよう調整しています。

寝具の特徴と患者の状態に応じた選択がしやすくなるよう、2021年には褥瘡ケア検討会が当院にある4種類の高機能体圧分散寝具の使い分け表や特徴をまとめた一覧を作成しました。

今後は経年劣化をしている標準マットレス（ウレタンフォームマットレス）を物品管理センターと協力・検討し、今後数年かけて入れ替えを行っていく予定です。

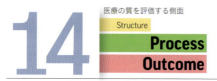

第6章　看護

入院患者のせん妄評価率・発症率

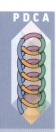

　せん妄は、注意・認知・および意識レベルが、急性かつ一過性に障害される病態で、ほぼすべての疾患および薬剤が原因となり得ます[1]。あらゆる年齢で起こりますが、高齢者でより多く見られます。また、急性期病院では、身体基礎疾患の重症度、人工呼吸管理をはじめとした不慣れで苦痛を感じる医療処置、薬剤使用などによってせん妄の発生頻度が高くなります。せん妄の発症率は、一般床で10〜14%、集中治療室で19〜82%という研究報告があります[2]。

　せん妄を体験した患者のインタビューから、患者は恐怖や逃亡のストーリーを体験し、その状況から逃げられない恐怖や苦痛、周囲とコミュニケーションを図る難しさを感じていることがわかっています[3]。せん妄は患者にとって心理的に大変つらい体験です。

　また、せん妄を発症する患者は、発症しない患者と比較して、外傷や転倒、感染などの有害事象が多いことが報告されています。せん妄の発症により、予定されていた治療やケアの進行が妨げられ、回復が遅延し、入院期間が延長することになります[4]。せん妄の患者に対応するために他の業務を中断すると、仕事の段取りが狂い、他の患者への対応が十分にできなくなります。せん妄は医療者にとっても大きなストレスとなり、業務上の事故が生じやすくなります。

　一方で、せん妄の発症には複数の因子が関係していることがわかってきています。因子のリスクの程度や因子の重なり合いからリスクをアセスメントし、せん妄の発症を予防することは、治療を計画通りに進め、医療費を適切化し、有害事象を減少させ、患者と医療者が安心できる医療環境をもたらします。

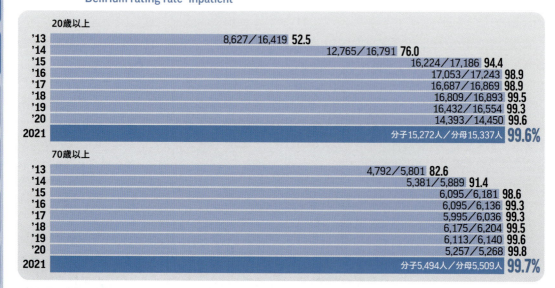

●当院値の定義・計算方法

せん妄評価率（20歳以上）
分子：20歳以上せん妄スクリーニング（DST）を1回以上評価した人数
分母：20歳以上全入院患者数

せん妄評価率（70歳以上）
分子：70歳以上せん妄スクリーニング（DST）を1回以上評価した人数
分母：70歳以上全入院患者数

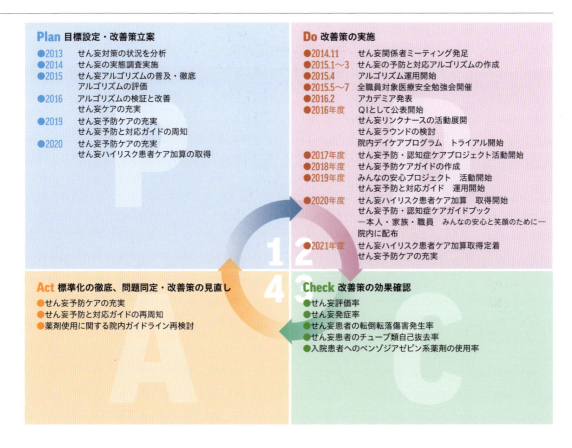

【Outcome】入院患者のせん妄発症率（20歳以上・70歳以上）
Delirium incidence rate - inpatient

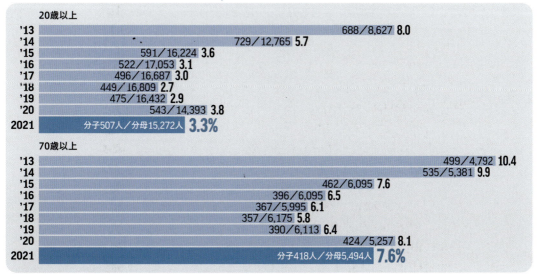

● 当院値の定義・計算方法

せん妄発症率（20歳以上）
分子：20歳以上せん妄スクリーニング（DST）でせん妄ありと判定された人数
分母：20歳以上でDST評価をされている患者数

せん妄発症率（70歳以上）
分子：70歳以上せん妄スクリーニング（DST）でせん妄ありと判定された人数
分母：70歳以上でDST評価をされている患者数

アルゴリズム導入により指標が改善。
せん妄に対しては多職種協働で予防ケアに取り組む

アルゴリズム導入から1年経過した2016年5月より、QI委員会でもせん妄に関するQI指標の提示をはじめ、院内全体へのフィードバックを始めました。

特に70歳以上の高齢者のせん妄対策に重点を置き、予防策としてせん妄評価率とベンゾジアゼピン系薬剤の使用率をプロセス指標として、せん妄発症率、せん妄患者のインシデント発生率（転倒転落・チューブ類自己抜去）をアウトカム指標として、院内全体へフィードバックを続けています。2021年度は「せん妄予防・認知症ケアガイドブック―本人・家族・職員　みんなの安心と笑顔のために―」や「せん妄予防と対応ガイド」に基づいたせん妄予防ケアのさらなる充実に取り組みました。

プロセス指標は引き続き良好な結果であり、せん妄発症因子のアセスメントおよび除去・軽減に向けた取り組みが実践できていると思われます。アウトカム指標のせん妄発症率は2020年度に比較するとやや低下しましたが、適切なスクリーニングのもと、せん妄と判断された患者には迅速な対応を継続しています。転倒転落発生率は、全患者対象・せん妄患者対象ともに低下しています。これは、せん妄予防ケアの実践やせん妄患者への対応が、効果的に行われていることを反映していると考えます。

一方、挿入物ありのせん妄患者数・チューブ類の自己抜去率は2021年度も上昇しています。残念ながら70歳以上のせん妄ありと判断された患者の身体拘束実施率も増加しており、身体拘束を実施していながら自己抜去が発生しているのが現状です。新型コロナウイルス感染症（COVID-19）患者受け入れとその感染防止の観点から、患者の見守りなどの身体拘束に代わる取り組みを十分に実践できなかったことが背景にあると考えられます。

また、チューブ類そのものが招く患者の不快感、チューブ類挿入に伴う身体拘束は、それ自体がせん妄の原因となります。不要な挿入物の早期抜去や、身体拘束を回避するなどの対策はせん妄予防ケアとして重要ですが、治療上必要な場合は患者の苦痛除去が十分に行えない状況が継続します。困難な課題ではありますが、次年度も動向を追っていく予定です。高度急性期病院としての役割を果たすとともに、多職種協働でせん妄予防に取り組んでいきたいと考えています。

参考文献

1) Inouye SK, Westendorp RG, Saczynski JS: Delirium in elderly people. Lancet. 2014; 383(9920): 911-922.
2) Huang J: 07-神経疾患，せん妄および認知症，せん妄, MDSマニュアル プロフェッショナル版，2020. https://www.msdmanuals.com/ja-jp/ (2022.11.10 available)
3) 中村孝子，綿貫成明：せん妄を発症した患者に対する理解と回復へのケア－患者の記憶に基づいた体験内容とその影響に関する文献レビュー（1996-2007）. 国立病院看護研究学会誌 2011; 7(1)：2-12.
4) 日本精神神経学会監訳：米国精神医学会治療ガイドライン せん妄. 医学書院，2000.

第6章　看護

15 転倒・転落発生率、転倒・転落による損傷発生率

医療の質を評価する側面
Structure
Process
Outcome

　転倒・転落発生率と転倒・転落による患者の損傷発生率は、転倒・転落予防の取り組みを効果的に行えているかどうかのアウトカム指標となります。
　改善のためには、転倒・転落による損傷発生率だけではなく転倒・転落の全事例を収集して発生件数を追跡するとともに、それらの事例を分析することが必要です。転倒・転落発生要因がより特定しやすくなり、特定した要因に対する有効な予防対策の立案、実行、転倒・転落発生の低減、損傷発生予防につながります。

看護師だけではなく、多職種でのリスクアセスメントと予防対策実践が必要

　入院患者の転倒・転落発生率は、2007年の「転倒・転落研究会」(院長主催)の取り組みにより、2007年に1.76‰(前年2.07‰、前年比51件減少)と大幅に改善しました。転倒・転落予防プログラムとして、患者の転倒・転落リスクアセスメントと予防対策立案の開始、患者・家族への転倒・転落予防対策説明書による説明の導入、ハード面の改善策である手すりの設置が効果的であったと考えています。
　さらに、アセスメント実施率などのプロセス指標のモニタリングと改善活動を継続し、2012年には転倒・転落発生率が1.25‰まで減少しました。
　2018年からは、入院患者の転倒・転落発生率と損傷発生率が再び上昇傾向となりました。要因分析では、看護師だけで行う転倒・転落リスクアセスメントには不足があること、看護師の介助下でも転倒が発生していることが分かり、理学療法士から患者の状態に合ったより安全な移動方法や介助方法を提案してもらう目的で、看護師からリハビリテーション科への相談窓口「よろず相談」を開始しました。また、病棟で行われる転倒予防を目的としたカンファレンスの充実、センサーが鳴ってから駆けつけるのではなく患者のニーズを積極的に充足することを意識した定期的なラウンド(通称 よんみつラウンド)の推奨を行いました。
　2020年は、新型コロナウイルス感染症(COVID-19)患者受け入れとその感染防止のため、患者近くでの長時間の見守りは難しく、ベッドから降りようとするなどの転倒リスクを察知し駆けつけても感染防護具の装着で介助が間に合わない、などの不利な状況にも直面しましたが、2021年には両指標ともに2018年の水準に戻すことができました。

外来患者の転倒増加と改善への取り組み

　2013年から外来でも転倒・転落リスクのアセスメントを開始し、予防策の立案と実施を行っています。それらの実施率は向上していますが、残念ながら転倒・転落発生率、損傷発生率はともに増加傾向でした。特に2020年は高齢者の転倒、骨折が相次ぎました。COVID-19の影響による外出控え、運動不足による筋力低下が原因と考えられます。改善策として外来のポスターを一新し、自宅での運動と院内の車いす利用を推奨する内容を掲示しました。また、転倒による骨折の多かったエリアに車いすを配備し、2021年は損傷発生率を抑えることができました。

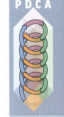
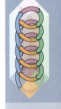

15 転倒・転落発生率、転倒・転落による損傷発生率

第6章 看護

転倒・転落発生率、転倒・転落による損傷発生率
Falls - inpatient and outpatient, Incidence of injury caused by fall

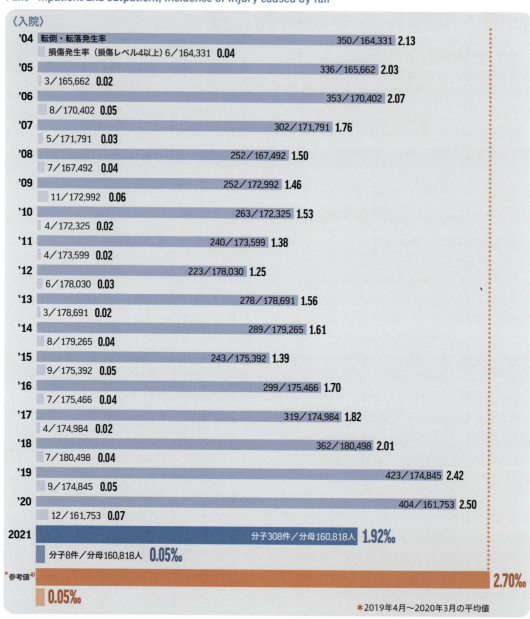

〈入院〉

年	転倒・転落発生率	損傷発生率（損傷レベル4以上）
'04	350／164,331　2.13	6／164,331　0.04
'05	336／165,662　2.03	3／165,662　0.02
'06	353／170,402　2.07	8／170,402　0.05
'07	302／171,791　1.76	5／171,791　0.03
'08	252／167,492　1.50	7／167,492　0.04
'09	252／172,992　1.46	11／172,992　0.06
'10	263／172,325　1.53	4／172,325　0.02
'11	240／173,599　1.38	4／173,599　0.02
'12	223／178,030　1.25	6／178,030　0.03
'13	278／178,691　1.56	3／178,691　0.02
'14	289／179,265　1.61	8／179,265　0.04
'15	243／175,392　1.39	9／175,392　0.05
'16	299／175,466　1.70	7／175,466　0.04
'17	319／174,984　1.82	4／174,984　0.02
'18	362／180,498　2.01	7／180,498　0.04
'19	423／174,845　2.42	9／174,845　0.05
'20	404／161,753　2.50	12／161,753　0.07
2021	分子308件／分母160,818人　1.92‰	分子8件／分母160,818人　0.05‰
*参考値[4]	2.70‰	0.05‰

*2019年4月〜2020年3月の平均値

● 当院値の定義・計算方法

【入院】
分子：【転倒・転落発生率】
　医療安全管理室へインシデント・アクシデントレポートが提出された入院中の転倒・転落件数
【損傷発生率】
　医療安全管理室へインシデント・アクシデントレポートが提出された入院中の転倒・転落件数のうち損傷レベル4以上の転倒・転落件数
分母：入院延べ患者数

分子包含：介助時の転倒・転落、複数回の転倒・転落
分子除外：訪問者、学生、スタッフなど入院患者以外の転倒・転落

【外来】
分子：【転倒・転落発生率】
　医療安全管理室へインシデント・アクシデントレポートが提出された外来患者の転倒・転落件数

【損傷発生率】
　医療安全管理室へインシデント・アクシデントレポートが提出された外来患者の転倒・転落件数のうち損傷レベル4以上の転倒・転落件数
分母：外来延べ患者数

● 参考値の定義・計算方法 [4]
同上（当院定義と同じ）

Plan 目標設定・改善策立案

- 転倒・転落発生率の減少
- 転倒・転落による損傷発生率の減少

Do 改善策の実施

- 入院患者の転倒・転落予防策のカード（A4サイズ）を各病室入口に表示
- 入院患者の転倒・転落リスクアセスメントおよび予防策立案、説明書発行
- 入院患者の転倒・転落リスクアセスメントの再アセスメント実施のタイミングを統一
- 外来患者の転倒・転落リスクアセスメントおよび予防策立案、説明書発行
- 「排泄時の姿勢補助具」導入
- マット型離床センサー増台
- 転倒予防キャンペーンの実施
- 2019年 安全な履物の推奨、離床センサーの増台と衝撃緩衝マット導入、転落予防対策説明書の改訂
- 2020年 リハビリテーション科「よろず相談」開始
- 2021年 よんみつラウンドの推奨、カンファレンスガイドの作成と配布、外来渡り廊下への車いす定数配置

Act 標準化の徹底、問題同定・改善策の見直し

- 転倒・転落発生率の高い部署の個別的対策を検討
- 病室外でも転倒・転落ハイリスク患者であることがわかる表示方法を導入
- 転倒しやすい場所への注意喚起表示設置

Check 改善策の効果確認

- 転倒・転落発生率（3か月ごとに結果を確認）
- 転倒・転落による損傷発生率（3か月ごとに結果を確認）
- アセスメント実施率・再アセスメント実施率（3か月ごとに結果を確認）
- 予防対策立案率（3か月ごとに結果を確認）
- 予防対策説明書発行率（3か月ごとに結果を確認）

〈外来〉

- '13 転倒・転落発生率 28／668,669 **0.042**
  損傷発生率（損傷レベル4以上）3／668,669 **0.004**
- '14 30／645,177 **0.046**
  4／645,177 **0.006**
- '15 42／637,326 **0.066**
  3／637,326 **0.005**
- '16 48／648,236 **0.074**
  0／648,236 **0.000**
- '17 42／644,838 **0.065**
  0／644,838 **0.000**
- '18 54／633,273 **0.085**
  4／633,273 **0.006**
- '19 45／626,409 **0.072**
  3／626,409 **0.005**
- '20 47／542,349 **0.087**
  7／542,349 **0.013**
- 2021 分子47件／分母497,301人 **0.09‰**
  分子1件／分母497,301人 **0.002‰**

損傷レベル		説明
1	なし	患者に損傷はなかった
2	軽度	包帯・氷・創傷洗浄・四肢の挙上・局所薬が必要となった、あざ・擦り傷を招いた
3	中軽度	縫合・ステリストリップ・皮膚接着剤・副子が必要となった、または筋肉・関節の挫傷を招いた
4	重度	手術・ギプス・牽引が必要となった、骨折を招いた、または神経損傷・身体内部の損傷の診察が必要となった
5	死亡	転倒による損傷の結果、患者が死亡した
6	UTD	記録からは判定不可能

患者の転倒・転落予防対策の病室カーテンへの表示

患者の転倒・転落予防対策が誰にでも訪問時にわかるように表示しました。
・病室入口のカーテンにA4サイズで表示
・予防対策を再確認して退室

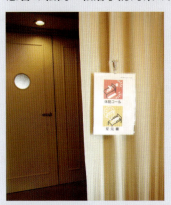

5種類の表示カード

姿勢補助具の導入

転倒・転落事例の分析結果で、病室トイレ内やポータブルトイレ周辺での転倒・転落が占める割合が多く、排泄時の前傾姿勢を補助する姿勢補助手すりがあることを知り導入しました。転倒・転落発生率が高い病棟を中心に常備して、トイレ・ポータブルトイレでの排泄時やリハビリ中の座位時に活用しています。

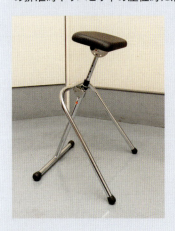
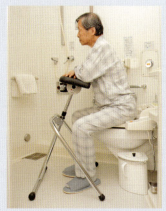
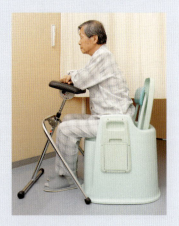

参考文献

1) 厚生労働科学研究費補助金事業（医療安全・医療技術評価総合研究事業）平成16-18年度「医療安全のための教材と教育方法の開発に関する研究」班研究報告書 別冊「転倒・転落対策のガイドライン」（主任研究者：上原鳴夫）．
2) Healey F, Scobie S, Glampson B, Pryce A, Joule N, Willmott M: Slips, trips and falls in hospital. London: NHS 2007; 1.
3) Montalvo I: The National Database of Nursing Quality Indicators TM (NDNQI®). OJIN: The Online Journal of Issues in Nursing 2007; 12.
4) 一般社団法人日本病院会：2019年度QIプロジェクト結果報告
https://www.hospital.or.jp/pdf/06_20201201_01.pdf
(2022.11.10 available)
5) Kruschke C, Butcher HK : Evidence-based practice guideline: Fall prevention for older adults. J Gerontol Nurs. 2017; 43(11):15-21.

16 転倒・転落リスクアセスメント実施率、転倒・転落予防対策立案率、転倒・転落予防対策説明書発行率、転倒・転落リスク再アセスメント実施率

医療の質を評価する側面：Process

第6章　看護

転倒・転落発生を予防するためには、対象者の特性に合った様式に沿い、転倒・転落のリスクをアセスメントして予防対策を立案・実行することが必要です。"転倒・転落による患者の傷害リスクの低減"を国際患者安全目標6つのうちの1つに掲げている、JCI（Joint Commission International）でも、目標達成のための評価項目に、「対象となる患者に適したアセスメント・ツールを用いて転倒・転落リスクを評価するプロセスを実行し、リスクを低減するための介入が文書に記録されていること」と定めています。

転倒・転落リスクアセスメント実施率
Risk assessment for falls

※2007年8月より新アセスメント項目のテンプレート使用開始

年	区分	分子／分母	割合(%)
'07		3,998／4,368	91.5
'08		10,169／10,733	94.7
'09		10,614／11,252	94.3
'10		10,564／10,828	97.6
'11		10,545／10,852	97.2
'12		15,339／15,458	99.2
'13	入院	17,244／17,337	99.5
	外来	52,416／56,609	92.6
'14	入院	17,497／17,613	99.3
	外来	53,754／57,120	94.1
'15	入院	17,665／17,709	99.8
	外来	49,920／52,357	95.3
'16	入院	18,388／18,436	99.7
	外来	53,877／57,062	94.4
'17	入院	17,938／17,998	99.7
	外来	52,900／56,148	94.2
'18	入院	18,212／18,269	99.7
	外来	49,914／52,031	95.9
'19	入院	18,259／18,331	99.6
	外来	49,982／51,830	96.4
'20	入院	16,318／16,432	99.3
	外来	45,045／46,597	96.7
2021	入院	分子17,460人／分母17,554人	99.5%
	外来	分子57,323人／分母58,897人	97.3%

●当院値の定義・計算方法

【入院】
分子：転倒・転落リスクアセスメント実施者数
分母：入院患者数
分母除外：退院当日入院した患者、病院施設外の産科クリニック

【外来】
分子：転倒・転落リスクアセスメント実施者数
分母：外来受診患者数
分母対象：オンコロジーセンター、腎センター、救急部、外来手術、放射線治療、内視鏡検査、鎮静薬使用者、リハビリ、訪問看護

指標改善パターン

医療従事者へのリマインド

コミュニケーションの改善

監査とフィードバック

医療者への教育

患者への教育

患者へのリマインド

患者へのプロモーション

組織・体制の変更

ルールの変更

16 転倒・転落リスクアセスメント実施率、転倒・転落予防対策立案率、
転倒・転落予防対策説明書発行率、転倒・転落リスク再アセスメント実施率

第6章　看護

　当院では、全入院患者の転倒・転落のリスクを、小児、成人の特性に適したそれぞれの様式で入院時に評価し、再アセスメントを病棟の転棟時、1週間ごと、患者の状態変化時、睡眠薬など服用開始時のタイミングで行っています。また、外来患者においても、2014年から適応されたJCI基準にあるように、病態や診断、状況や場所に基づいて転倒・転落のリスクがあると判断された患者（例えば、リハビリテーションを行う患者、鎮静を行う患者など）にアセスメントを行い、予防介入を行っています。

　そして、それらのプロセスが対象者に確実に実施されているかを把握するために、転倒・転落リスクアセスメント実施率、予防対策立案率、文書を用いて転倒・転落のリスクと予防対策を患者に説明した実施率（転倒・転落予防策説明

書発行率）、状態変化時などに行われる再アセスメント率を指標として、アウトカム指標である転倒・転落発生率と併せて、追跡・評価・改善を続けています。

　現在、入院患者を対象とした指標は安定して高い値を保ち続けていますが、転倒・転落発生率低減につなげるためには、患者の状態変化を見逃さず、転倒・転落のリスク変化に対するタイムリーな再アセスメントの実施率を高めていく必要性があると考えています。

　外来患者のアセスメント実施率は年々改善しており、プロセスの定着を示していると考えますが、入院患者の数値に近づくよう、アセスメントから漏れた患者を該当の部署にフィードバックすることを続けています。

転倒・転落予防対策立案率
Planning of falls prevention

※2007年8月より新アセスメント項目のテンプレート使用開始

年	区分	分子／分母	率
'10		4,923／4,940	99.7
'11		5,439／5,446	99.9
'12		8,448／8,450	99.9
'13	入院	8,879／8,893	99.8
	外来	35,418／35,572	99.6
'14	入院	8,919／8,932	99.9
	外来	51,341／51,654	99.4
'15	入院	11,293／11,320	99.8
	外来	73,770／74,015	99.7
'16	入院	12,656／12,672	99.9
	外来	84,862／85,210	99.6
'17	入院	12,715／12,734	99.9
	外来	96,422／98,473	97.9
'18	入院	12,898／12,912	99.9
	外来	105,383／109,021	96.7
'19	入院	12,783／12,826	99.7
	外来	104,630／106,570	98.2
'20	入院	15,555／15,644	99.4
	外来	83,509／84,526	98.8
2021	入院	分子16,441人／分母16,487人	99.7%
	外来	分子68,260人／分母69,496人	98.2%

●当院値の定義・計算方法

【入院】
分子：転倒・転落予防対策立案患者数
分母：入院患者数
分母除外：退院当日入院した患者、病院施設外の産科クリニック

【外来】
分子：予防対策項目のいずれかにチェックが入っている件数
分母：アセスメント項目のいずれかにチェックが入っているテンプレート件数

92

転倒・転落予防対策説明書発行率
Handing out of instructions on falls prevention

※2007年8月より新アセスメント項目のテンプレート使用開始

年	分子/分母	値
'10	3,958／4,067	97.3
'11	4,495／4,658	96.5
'12	6,833／7,049	96.9
'13	6,627／6,901	96.0
'14	6,653／6,949	95.7
'15	7,679／8,069	95.2
'16	8,435／9,092	92.8
'17	8,842／9,420	93.9
'18	8,515／9,121	93.4
'19	8,417／8,929	94.3
'20	9,422／9,656	97.6
2021	分子10,318人／分母10,548人	97.8%

●当院値の定義・計算方法
分子：転倒・転落予防対策説明書発行患者数
分母：入院患者数
分母除外：退院当日入院した患者、病院施設
　　　　　　外の産科クリニック

転倒・転落リスク再アセスメント実施率
Risk reassessment for falls

※2007年8月より新アセスメント項目のテンプレート使用開始

年	分子/分母	値
'11	3,085／3,894	79.2
'12	4,080／4,871	83.8
'13	4,053／4,814	84.2
'14	3,924／4,657	84.3
'15	5,979／6,087	98.2
'16	6,031／6,129	98.4
'17	5,997／6,126	97.9
'18	5,813／6,031	96.4
'19	5,613／5,797	96.8
'20	5,127／5,307	96.6
2021	分子4,989人／分母5,165人	96.6%

●当院値の定義・計算方法
分子：退院までにリスクアセスメントが9日以内
　　　　の間隔で再実施された患者数
分母：入院患者数（在院日数が8日以上、かつリ
　　　　スクアセスメントを1回以上実施している）

分母除外：退院当日入院した患者、病院施設
　　　　　　外の産科クリニック

参考文献
1) Healey F, Scobie S, Glampson B, Pryce A, Joule N, Willmott M: Slips, trips and falls in hospital. London: NHS. 2007; 1.
2) Callis N : Falls prevention: Identification of predictive fall risk factors. Appl Nurs Res. 2016; 29:53-58.

17 身体拘束実施率

医療の質を評価する側面：Process

第6章 看護

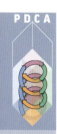

　身体拘束は基本的人権を侵害する行為です。また、身体拘束には、人権侵害のほかにも、身体的・精神的にさまざまな弊害があることがわかっています。日本では1998年から身体拘束禁止の取り組みが行われてきました。2000年には厚生労働省による「身体拘束ゼロ作戦」が発足し、介護施設での身体拘束は禁止となっています[3]。

　一方、急性期病院では事故防止・安全が第一義とされます。事故が起これば、本人も家族も、また医療者も切望する疾病の治療・回復が遅延するからです。非拘束下での事故では、担当看護師が責任を追及されているような気持ちになることもあります。身体拘束は人権尊重の立場から行うべきではないとわかっていても、治療を進めるため、安全を確保するために、ほかに方法がないと考え拘束を行っています。

　身体拘束を回避するには、患者の苦痛や不快を除去する治療やケア、日常性を保持して患者に安心を提供する関わり、看守りや病室内環境の工夫などの複合的な実践が効果的です。そのためには患者に関わる多職種間で、よりよい実践について日々検討することが重要です。身体拘束をしない医療は、多職種の知恵を結集した実践の成果であり、質の高いチーム医療の象徴といえるでしょう。患者の尊厳の保持や安心のために、身体拘束最小化は最重要課題であり、院内全体で取り組むことに大きな意義があります。

身体拘束実施率　Physical restraint implementation rate

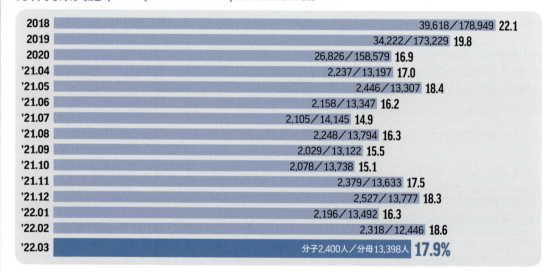

期間	分子/分母	率
2018	39,618／178,949	22.1
2019	34,222／173,229	19.8
2020	26,826／158,579	16.9
'21.04	2,237／13,197	17.0
'21.05	2,446／13,307	18.4
'21.06	2,158／13,347	16.2
'21.07	2,105／14,145	14.9
'21.08	2,248／13,794	16.3
'21.09	2,029／13,122	15.5
'21.10	2,078／13,738	15.1
'21.11	2,379／13,633	17.5
'21.12	2,527／13,777	18.3
'22.01	2,196／13,492	16.3
'22.02	2,318／12,446	18.6
'22.03	分子2,400人／分母13,398人	17.9%

●当院値の定義・計算方法
分子：分母のうち（物理的）身体拘束を実施した延べ患者数
分母：入院延べ患者数
分子対象：
1. 徘徊しないように、車椅子や椅子、ベッドに体幹や四肢をひもなどで縛る。
2. 転落しないように、ベッドに体幹四肢をひもなどで縛る。
3. 自分で降りられないように、ベッドを柵（サイドレール）で囲む。
4. 点滴・経管栄養などのチューブを抜かないように、四肢をひもなどで縛る。
5. 点滴・経管栄養などのチューブを抜かないように、または皮膚をかきむしらないように、手指の機能を制限するミトン型の手袋などをつける。
6. 車椅子からずり落ちたり、立ち上がったりしないように、Y字型拘束帯や腰ベルト、車椅子、テーブルをつける。
7. 立ち上がる能力のある人の立ち上がりを妨げるような椅子を使用する。
8. 脱衣やおむつはずしを制限するために、介護衣（つなぎ服）を着せる。
9. 他人への迷惑行為を防ぐために、ベッドなどに体幹や四肢をひもなどで縛る。

Plan 目標設定・改善策立案
- 身体拘束の最小化
- 身体拘束を許容する組織文化を変革する

Do 改善策の実施
- 身体拘束実施状況の把握（身体拘束三原則の適応か否か）
- 病棟カンファレンス、事例検討の推進（看護部プロジェクトメンバーの介入）
- みんなの安心プロジェクト（多職種協働プロジェクト）活動開始
- 臨床倫理、身体拘束に関する学習会実施
- 身体拘束に代わる方法の提案、実践
- 患者の日常性を維持するための実践
- 患者の「快」刺激を増やすための実践
- 身体拘束テンプレートの利用促進
- ユマニチュードの実践促進

Act 標準化の徹底、問題同定・改善策の見直し
以下の活動を推進することにより、身体拘束実施率の大幅な低下を目指す
- 身体拘束の代替ケアを充実し実践できる
- 部署特有の課題の対策を検討
- 身体拘束テンプレートをもとに、カンファレンスを日常的に実践
- 各職種に必要な学習機会の提供

Check 改善策の効果確認
- せん妄発症率、せん妄患者の転倒、自己抜去発生率を合わせてモニタリング
- 患者満足度調査（傾聴・説明・ナースコール対応）を合わせてモニタリング

身体拘束をしない医療で、患者の尊厳の保持や安心を目指す

2018年度よりQI指標として取り上げ、身体拘束最小化プロジェクト（現在はみんなの安心プロジェクトに吸収）始動後、身体拘束実施率は低下していますが、2021年度はごくわずかな低下に留まりました。高齢者ケアチームのラウンド・コンサルテーションや、各部署における日々の検討・実践は強化されていますが、いまだ身体拘束の代替方法や患者の「快」刺激を増やす実践は不十分であり、教職員の英知を結集した取り組みが期待されます。部署・診療科における課題を多職種間で共有し、People-Centered Careを具現化する取り組みを展開していきたいと考えています。また、継続して臨床倫理を学ぶ機会を提供し、医療・看護を倫理的視点で考え実践できる組織を目指します。

参考文献
1) HBIPS-2 Hours of physical restraint use. Joint Commission National Quality Core Measures.
2) 厚生労働省「身体拘束ゼロ作戦推進会議」：身体拘束ゼロへの手引き，2001. https://www.fukushihoken.metro.tokyo.lg.jp/zaishien/gyakutai/torikumi/doc/zero_tebiki.pdf (2022.11.10 available)
3) 日本看護倫理学会，臨床倫理ガイドライン検討委員会：身体拘束予防ガイドライン，P3, 2015. http://jnea.net/pdf/guideline_shintai_2015.pdf (2022.11.10 available)
4) 日本老年看護学会：「急性期病院において認知症高齢者を擁護する」日本老年看護学会の立場表明2016，P5, 2016.

検査・薬剤

第7章

18	ステロイド服薬患者の骨粗鬆症予防率
19	入院患者のうち薬剤管理指導を受けた者の割合
20	向精神薬を服薬中の外来患者の中で 抗不安薬・睡眠導入薬・抗うつ薬・抗精神病薬を各2種類以下、 かつ、抗不安薬と睡眠導入薬の合計を3種類以下に留めた割合
21	免疫療法・化学療法により発症する B型肝炎のHBVキャリア・既感染者スクリーニング率

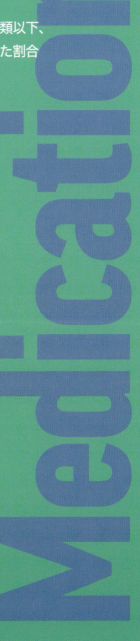

第7章　検査・薬剤

18 ステロイド服薬患者の骨粗鬆症予防率

医療の質を評価する側面：**Process**

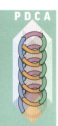

日本における骨粗鬆症・骨折は、「寝たきり」の原因第5位であり[3]、QOL向上のために予防が大切な疾患の1つです。

骨折数と生命予後との関係について、椎体骨骨折数がゼロの患者と比較すると、3か所以上の骨折を有する患者では、死亡率が4倍になるという報告や[4]、50歳以上で股関節を骨折した患者の25％（4人に1人）は1年以内に病院内で死亡したという報告もあります[5]。

骨粗鬆症は予防できる疾患です[6]。ステロイドは骨粗鬆症のリスクとして知られていることから、あらかじめ骨粗鬆症を予防する薬剤を併用することで、"寝たきりにならない"ことを目指すことができます。

骨粗鬆症予防の目安として、2017年に改訂された米国リウマチ学会（ACR）の「ステロイド性骨粗鬆症に対するガイドライン」[7]があります。本邦では2014年に改訂された「ステロイド性骨粗鬆症の管理と治療ガイドライン」で、投薬の基準が明示されています。

ACRのガイドラインでは、プレドニン®2.5mg／日以上を最低3か月以上内服する場合には、骨粗鬆症の予防が推奨されています[7]。そして、男性と50歳未満の女性ではビタミンD製剤（活性型ビタミンD製剤）を、50歳以上の女性ではさらにビスフォスフォネート製剤を内服している割合が高い方が、医療の質が高いとされています。

ステロイド服薬患者の骨粗鬆症予防率
Osteoporosis prophylaxis - receiving steroid medication

Total

プラリア+（デノタス チュアブルまたはビタミンD製剤）の処方率

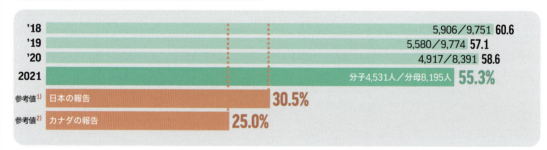

年	分子／分母	割合
'18	5,906／9,751	60.6
'19	5,580／9,774	57.1
'20	4,917／8,391	58.6
2021	分子4,531人／分母8,195人	55.3%
参考値[1] 日本の報告		30.5%
参考値[2] カナダの報告		25.0%

プレドニン®2.5mg以上　女性（50歳以上）

ビタミンD製剤＋骨粗鬆症治療薬（ビスフォスフォネート・デノスマブ・テリパラチド・SERM・イプリフラボン・イベニティのいずれか）の処方率

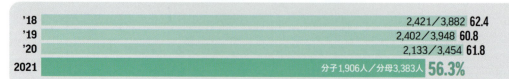

年	分子／分母	割合
'18	2,421／3,882	62.4
'19	2,402／3,948	60.8
'20	2,133／3,454	61.8
2021	分子1,906人／分母3,383人	56.3%

プレドニン®2.5mg以上　女性（50歳未満）

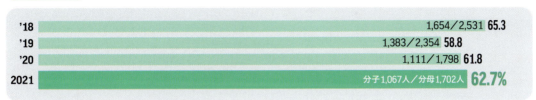

プレドニン®2.5mg以上　男性

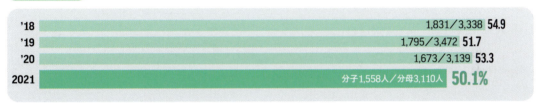

●当院値の定義・計算方法

分子：女性（50歳以上）：ビタミンD製剤＋骨粗鬆症治療薬（ビスフォスフォネート・デノスマブ・テリパラチド・SERM・イプリフラボン・イベニティのいずれか）の処方歴のある患者
女性（50歳未満）および男性：ビタミンD製剤の処方歴のある患者
全患者：プラリア+（デノタス チュアブルまたはビタミンD製剤）の処方歴のある患者

分母：各年で下記のいずれかの条件を満たす患者
①プレドニン®の外来処方を3か月以上処方し、すべての月平均が、2.5mg/日以上の処方歴のある患者
②または、プレドニン®の外来処方を、年に6回以上、月平均が、2.5mg/日以上の処方歴のある患者

●参考値の定義・計算方法

分子：実際の投与者数
分母：骨粗鬆症薬の投与が必要な患者数

参考文献

1) kirigaya D, Nakayama I, Ishizaki I, et al.: Management and treatment of osteoporosis in patients receiving long-term glucocorticoid treatment: current status of adherence to clinical guidelines and related factors. Intern Med.2011;50(22):2793-2800.
2) Majumdar SR, Lix LM, Yogendran M, et al.: Population-based trends in osteoporosis management after new initiations of long-term systemic glucocorticoids (1998-2008). J Clin Endocrinol Metab. 2012; 97(4): 1236-1242.
3) 厚生統計協会編：厚生の指標臨時増刊 国民衛生の動向 2003年第50巻第9号. 厚生統計協会, 2003.
4) Ensrud KE, Thompson DE, Cauley JA, et al.: Prevalent vertebral deformities predict mortality and hospitalization in older women with low bone mass. Fracture Intervention Trial Research Group. J Am Geriatr Soc. 2000; 48 (3): 241-249.
5) Lu-Yao GL, Baron JA, Barrell JA, et al.: Treatment and survival among elderly Americans with hip fractures : a population-based study. Am J Public Health. 1994; 84 (8): 1287-1291.
6) Roux C, Seeman E, Eastell R, et al.: Efficacy of risedronate on clinical vertebral fractures within six months. Curr Med Res Opin. 2004; 20 (4): 433-439.
7) Buckley Lenore, et al. 2017 American College of Rheumatology guideline for the prevention and treatment of glucocorticoid - Induced osteoporosis. Arthritis & rheumatology, 2017. 69, (8): 1521-1537.
8) Suda M, et al.: Effects of quality indicator monitoring for glucocorticoid - induced osteoporosis and trends of drug treatment in a Japanese hospital. Int J Rheum Dis. 2018; 21(5): 975-981.
9) Confavreux CB, Canoui-Poitrine F, Schott AM, et al.: Persistence at 1 year of oral antiosteoporotic drugs: a prospective study in a comprehensive health insurance database. Eur J Endocrinol. 2012;166(4):735-741.
10) Dore RK, Cohen SB, Lane NE, et al.: Effects of denosumab on bone mineral density and bone turnover in patients with rheumatoid arthritis receiving concurrent glucocorticoids or bisphosphonates. Ann Rheum Dis. 2010 ; 69(5):872-875.
11) Saag KG, Zanchetta JR, Devogelaer JP, et al.: Effects of teriparatide versus alendronate for treating glucocorticoid-induced osteoporosis: thirty-six-month results of a randomized, double-blind, controlled trial. Arthritis Rheum. 2009;60(11): 3346-3355.

18 ステロイド服薬患者の骨粗鬆症予防率

第7章 検査・薬剤

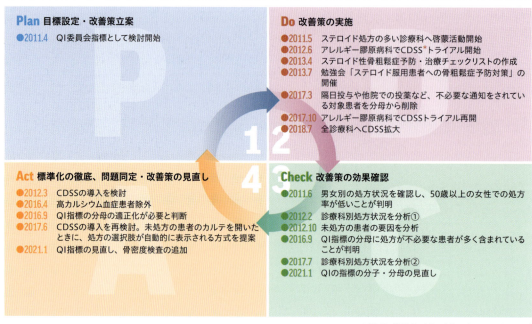

*CDSS（Clinical Decision Support System）

臨床決断支援システムCDSSを用いて、その場で処方できるシステムを開始

　50歳以上の女性、50歳未満の女性、男性の3グループとも、QI委員会で検討を開始した2011年度以降、QI数値が上昇しました[8]。

　50歳以上の女性（骨粗鬆症リスクがより高い閉経後の女性）は、ビタミンD製剤とビスフォスフォネート製剤の両方の処方が必要となるため、他のグループに比べると処方率が低いと考えられました。そこで2011年度に処方内容を調査したところ、50歳以上の女性でもビタミンD製剤の処方率は57.2％であり、男性と50歳未満の女性と同等であることがわかりました。つまり、ビスフォスフォネート製剤の処方率が低いことに原因があると考えられます。

　ビスフォスフォネート製剤の内服薬は毎日服用する製剤のほかに、週1回、月1回服用の製剤があり、生活スタイルにあわせて選択することができます。毎日服用する製剤より週1回、月1回服用する製剤の方がアドヒアランスが上がることが示されています[9]。月1回、年1回のビスフォスフォネートの点滴製剤も登場しています。30分以上の座位保持ができない場合や、逆流性食道炎を指摘されている場合、点滴治療の予定がもともとある場合などには、よい選択となります。

　また、6か月に1度の皮下注射で済むデノスマブや、造骨を促進する効果のあるテリパラチド製剤もステロイド性骨粗鬆症に対する効果が示されています[10,11]。これらの新規製剤も、ビスフォスフォネート製剤に加えて、50歳以上の女性の骨粗鬆症予防薬の選択肢としています。

　2018年7月からは、臨床決断支援システムCDSSを用いて、対象患者のチャートを医師が開いたときにリアルタイムで骨粗鬆症薬の開始を提案する通知が届き、その場で処方できるシステムを開始しました。これにより今後のさらなるQI数値の向上が期待されます。（2020年1月から2022年7月現在まで一時停止）

第7章 検査・薬剤

19 入院患者のうち薬剤管理指導を受けた者の割合

医療の質を評価する側面：Process

　病院薬剤師が行う薬剤管理指導業務には、患者の薬物治療の適正化、副作用モニター、持参薬チェック、服薬指導などがあります。薬剤管理指導を行うことで、患者は薬物治療への理解を深め、薬を服用することへの不安を軽減し、アドヒアランスを高めます[1]。

　さらに、薬剤管理指導は、患者の検査値にも影響を与え、総コレステロールおよびHbA1cを低下させたとの報告もあります[2]。米国では、患者ケアにおける薬剤師の効果として、HbA1c・LDL－コレステロール・血圧・薬物有害事象の減少、および患者のアドヒアランス、薬の知識、QOL（quality of life：生活の質）の向上を示しています[3]。

　また、薬剤管理指導件数の増加により薬剤に関連するインシデントレポート件数が減少したとの報告[4]もあり、医療の質を示す間接的指標として有用と考えています。

入院患者のうち薬剤管理指導を受けた者の割合　Medication teaching - inpatient

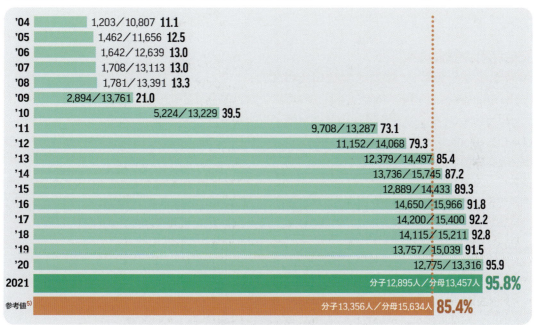

年	分子/分母	%
'04	1,203／10,807	11.1
'05	1,462／11,656	12.5
'06	1,642／12,639	13.0
'07	1,708／13,113	13.0
'08	1,781／13,391	13.3
'09	2,894／13,761	21.0
'10	5,224／13,229	39.5
'11	9,708／13,287	73.1
'12	11,152／14,068	79.3
'13	12,379／14,497	85.4
'14	13,736／15,745	87.2
'15	12,889／14,433	89.3
'16	14,650／15,966	91.8
'17	14,200／15,400	92.2
'18	14,115／15,211	92.8
'19	13,757／15,039	91.5
'20	12,775／13,316	95.9
2021	分子12,895人／分母13,457人	95.8%
参考値[5]	分子13,356人／分母15,634人	85.4%

●当院値の定義・計算方法
分子：入院中に薬剤管理指導（退院時指導も含む）を行った患者数
分母：退院患者数
分母除外：NICU・3W、宿泊ドック、出産入院病棟

●参考値の定義・計算方法[5]
分子：500床以上の施設
　　　月平均薬剤管理指導料請求算定件数
　　　（薬剤管理指導1：415人、
　　　指導2：698人、合計1,113人/月）
　　　年換算13,356人
分母：500床以上の施設
　　　平均在院患者数514人
　　　平均在院日数12日
　　　上記数値より概算した場合
　　　514×365/12＝15,634人

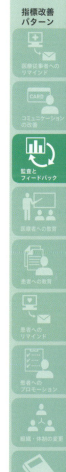

101

19 入院患者のうち薬剤管理指導を受けた者の割合

第7章 検査・薬剤

Plan 目標設定・改善策立案
- 2010.4 QI委員会指標として測定開始
- 2020.1 新電子カルテシステム移行に伴うデータ抽出方法の再考
- 2021.4 記録作成の効率化と質向上を目的とした薬剤師診療記録テンプレートの改訂

Do 改善策の実施
- 2010 服薬指導を行う薬剤師の増員
- 2010.11 病棟勤務シフトの変更、夜間勤務の変更
- 2010.12 持参薬チェック開始
- 2011.9 集中治療領域（CCM、HCU）への薬剤師配属
- 2013.9 薬剤師による持参薬確認業務開始
- 2013.9 薬剤師による持参薬セット化業務開始
- 2014.4 日曜祝祭日の指導を開始。休日の持参薬確認体制の強化
- 2015.4 クリニカルレポートを利用して患者モニタリングの強化
- 2017.3 集中治療領域（ICU）への薬剤師配属
- 2020.4 二次利用データ提供によるデータ抽出方法の確定
- 2020.8 集中治療領域（ICCU）への薬剤師配属
- 2021.6 薬剤師初診時記録テンプレートの改訂

Act 標準化の徹底、問題同定・改善策の見直し
- 2013.9 病棟薬剤業務実施加算の算定開始
- 2020.5 新たな抽出方法による薬剤管理指導実施率のデータ共有開始
- 2022.3 薬剤師プログレスノートの改訂と、診療記録のオーディット体制変更
- モニタリング継続

Check 改善策の効果確認
- 2011.1 服薬指導がもたらす患者へのメリットについて、メディケーションエラーを回避した事例の情報収集開始
- 2011.7 メディケーションエラー回避について、心血管系疾患患者での薬剤間違い・処方薬の過不足が多いため重点的にチェック
- 2012.2 指導回数の定義見直し
- 2020.4 新たな抽出方法により算出した薬剤管理指導実施率のシミュレーションと実態との整合性の精査

薬剤師診療記録の改訂と
診療記録オーディット体制の変更に向けて

　2021年度は95.8％であり、前年同期比−0.1％とほぼ同程度でした。新型コロナウイルス感染症（COVID-19）が拡大し就業制限となる職員が一定数いるなか、欠員時に対応する薬剤部業務のルール化や薬剤師初診時記録テンプレートの改訂による記録作成の効率化により、薬剤師介入実績を低下させることなく、前年度同等の介入実績を維持できたと考えられます。

　一方で、患者の薬学的問題点は患者ごとに異なり、個別化された薬学的問題点の抽出と評価を診療記録に残すことが重要であると考えます。今後、薬剤師介入実績を維持するとともに、診療記録の質向上および薬物相互作用や配合変化などのチェック体制の強化を図ります。

参考文献
1) 恩田光子, 小林暁峯, 黒田和夫, 他：薬剤管理指導が患者アウトカムに与える効果に関する研究. 医療マネジメント学会雑誌. 医療マネジメント学会, 2004; 5(2): 349-353.
2) 恩田光子, 小林暁峯, 黒田和夫, 他：薬剤管理指導業務が臨床アウトカムに与える影響に関する研究. 病院管理. 2004; 41 (4): 255-262.
3) Chisholm-Burns MA, Kim Lee J, Spivey CA, et al.: US pharmacists'effect as team members on patient care: systematic review and meta-analyses. Med Care. 2010; 48 (10): 923-933.
4) 木幡華子, 計良貴之, 田中恒明, 他：薬剤師の病棟配置が薬物療法の質および医療安全に与える影響. 日本病院薬剤師会雑誌. 2012; 48 (2): 173-176.
5) 日本病院薬剤師会総務部：平成30年度 病院薬剤部門の現状調査 集計結果報告. 日本病院薬剤師会雑誌. 2019; 55 (12): 1373-1423.

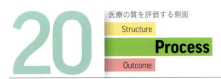

第7章 検査・薬剤

向精神薬を服薬中の外来患者の中で抗不安薬・睡眠導入薬・抗うつ薬・抗精神病薬を各2種類以下、かつ、抗不安薬と睡眠導入薬の合計を3種類以下に留めた割合

精神科・心療内科薬物治療において、薬剤の有効性を十分に引き出し、副作用を最小化するために重要なことの1つとして、多剤併用をできるだけ避けるということが知られています。

これまでのさまざまな研究において、処方をシンプルにすることのメリットとして、①有効な薬物の決定ができる、②副作用出現時の原因薬剤の特定ができる、③薬物相互作用の危険性を減らすことができる、④アドヒアランス（薬を飲み続けられること）がよくなる、⑤副作用が少なくなる、⑥医療費を削減できる、などの報告があります。

以上のことより、当院では同効能の薬剤を複数種類使用することをできるだけ避けるよう、この指標を設けています。

向精神薬を服薬中の外来患者の中で抗不安薬・睡眠導入薬・抗うつ薬・抗精神病薬を各2種類以下、かつ、抗不安薬と睡眠導入薬の合計を3種類以下に留めた割合

Percentage of outpatients taking psychotropic drugs with no more than two types of anxiolytics, hypnotics, antidepressants, antipsychotics and total of no more than three types of anxiolytics and hypnotics.

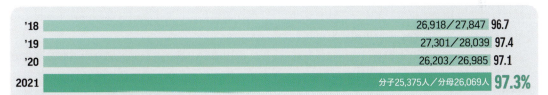

年	分子/分母	割合
'18	26,918／27,847	96.7
'19	27,301／28,039	97.4
'20	26,203／26,985	97.1
2021	分子25,375人／分母26,069人	97.3%

●当院値の定義・計算方法
分子：分母のうち、抗不安薬・睡眠導入薬・抗うつ薬・抗精神病薬を各2種類以下、かつ、抗不安薬と睡眠導入薬の合計を3種類以下に留めた数
分母：抗不安薬・睡眠導入剤・抗うつ薬・抗精神病薬を含む外来処方箋の数

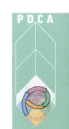
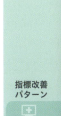

20 向精神薬を服薬中の外来患者の中で抗不安薬・睡眠導入薬・抗うつ薬・抗精神病薬を各2種類以下、かつ、抗不安薬と睡眠導入薬の合計を3種類以下に留めた割合

第7章　検査・薬剤

Plan 目標設定・改善策立案
- ●2017.8　リエゾンセンター（精神科・心療内科）にて、指標修正を検討開始
- ●2017.11　新指標の決定とデータ開示
「抗不安薬・睡眠導入薬・抗うつ薬・抗精神病薬の外来処方において、それぞれを2種類以下に留めた率」目標：100%
- ●2019.4　定義の見直し
「抗不安薬・睡眠導入薬・抗うつ薬・抗精神病薬の外来処方において、それぞれを2種類以下、かつ、抗不安薬と睡眠導入薬の合計で3種類以下に留めた率」目標：100%

Do 改善策の実施
- ●2017.11　データを抽出し、状況を把握

Act 標準化の徹底、問題同定・改善策の見直し
- ●リエゾンセンター内の多剤併用についての問題意識の共有
- ●個別にケースを抽出し、減薬に向けての話し合い
- ●向精神薬多剤併用の他科へのフィードバック
- ●実数は一進一退微増で昨年度推移

Check 改善策の効果確認
- ●2017.11　全診療科を対象にモニター開始
- ●2018.3　2種類以下に留めることができなかった当センター内事例の検討と他科処方医へのフィードバック
- ●2019.4　条件追加：抗不安薬・睡眠薬、合わせて3種類以下

減薬へ向けての処方を改善・工夫し、患者側と対話を続けることが肝要

　精神科・心療内科の薬物療法では、治療抵抗性統合失調症患者の抗精神病薬の多剤・大量療法、難治の不眠・不安症状を認めるベンゾジアゼピン系抗不安薬・睡眠薬の依存・乱用の問題などが以前より指摘されています。これを受けて行政も対応に乗り出し、多剤併用処方に対して、2014年以降の診療報酬改定により減算を重ねました。当院としても上記の取り組みを行い、一定の成果を得た一方で、どうしても減薬に至らないケースが少なからず残り、この問題の難しさを痛感しました。例えば、発症数十年来の統合失調症で病状は安定に至っており減薬の動機が乏しいケース、減薬への不安が大きく患者の同意が得られないケース、微量の減薬でも不眠が再燃してしまうケースなどが挙げられました。

　医療者側の基本的な処方理念や減薬方法の改善・工夫とともに、患者側の問題意識の共有や協力を得られるよう対話を続けることが肝要と考えます。

参考文献
1) 稲田健, 石郷岡純：シンプル処方のすすめ, 臨床精神医学. 2014；43（1）：5-10.
2) 橋本亮太, 安田由華, 藤本美智子, 山森英長：統合失調症における多剤・大量療法の功罪―ガイドラインから―. 精神神経学雑誌. 2017；119（3）：185-191.
3) 河野敏明, 稲田健：わが国の精神科治療薬の多剤・大量・長期処方の現状と課題. 薬局. 2018；69（9）：2812-2816.
4) 中川敦夫, 他：向精神薬の処方実態に関する国内外の比較研究. 厚生労働科学特別研究事業, 2011.3

21 免疫療法・化学療法により発症するB型肝炎のHBVキャリア・既感染者スクリーニング率

第7章 検査・薬剤

医療の質を評価する側面：Structure / **Process** / Outcome

日本を含む東アジアは依然としてB型肝炎ウイルス感染症が蔓延しています。成人が感染しても多くの場合、肝炎を発症することなく自分の免疫で抑え込むことができます。しかし、さまざまな病気に罹患し免疫抑制剤を使用すると、以前感染したB型肝炎ウイルスが勢いを増し、命を奪うほど激症の肝炎を引き起こすことが知られています。これをB型肝炎ウイルス再活性化[1]といいます。

特に生涯で2人に1人がかかる「がん」の治療においてこのB型肝炎ウイルス再活性化は大きな問題となります[2]。アメリカではがん患者の慢性B型肝炎感染症と既感染の割合はそれぞれ0.6%、6.5%とさほど多くはありません[3]。そのため抗がん剤を投与する前に必ずしもB型肝炎ウイルスのスクリーニング検査が全例で行われているわけではありません。一方、B型肝炎ウイルスの蔓延国である日本では免疫抑制剤や抗がん剤を投与する前にHBs抗原検査とHBc抗体検査などでスクリーニング検査を行うよう日本肝臓学会がガイドラインを作成しています[4]。

そこで私たちは2011年から2020年まで当院で免疫抑制剤や抗がん剤を投与された患者のうち、HBs抗原検査およびHBc抗体検査施行率を毎月算出し、スクリーニング検査が行われていない場合には主科にフィードバックを行っています。

免疫療法・化学療法により発症するB型肝炎のHBVキャリアスクリーニング率
Screening rate for HBs antigen in patients receiving immunosuppressants and/or chemotherapy

年	分子/分母	%
'11	5,014/5,502	91.1
'12	5,914/6,328	93.5
'13	6,318/6,634	95.2
'14	6,376/6,669	95.6
'15	6,974/7,210	96.7
'16	7,294/7,478	97.5
'17	7,840/7,936	98.8
'18	7,668/7,719	99.3
'19	8,444/8,486	99.5
'20	8,430/8,494	99.2
2021	分子8,658人/分母8,746人	**99.0%**

● 当院値の定義・計算方法
分子：HBVキャリアスクリーニングを当月の対象薬剤初回実施日までに行った患者数（HBs抗原検査を**過去に1度でも**実施した患者数）
分母：抗悪性腫瘍剤を使用した患者数（月ごとの実患者数）

PDCA / 指標改善パターン

医療従事者へのリマインド

コミュニケーションの改善

監査とフィードバック

医療者への教育

患者への教育

患者へのリマインド

患者へのプロモーション

組織・体制の変更

ルールの変更

21 免疫療法・化学療法により発症するB型肝炎のHBVキャリア・既感染者スクリーニング率

第7章 検査・薬剤

免疫療法・化学療法により発症するB型肝炎のHBV既感染者スクリーニング率

Screening rate for previous hepatitis B infection in patients receiving immunosuppressants and/or chemotherapy

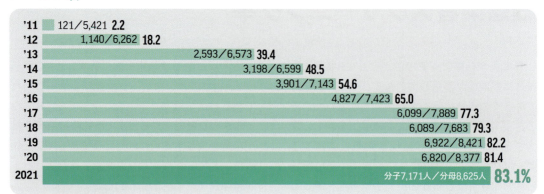

年	分子/分母	率(%)
'11	121/5,421	2.2
'12	1,140/6,262	18.2
'13	2,593/6,573	39.4
'14	3,198/6,599	48.5
'15	3,901/7,143	54.6
'16	4,827/7,423	65.0
'17	6,099/7,889	77.3
'18	6,089/7,683	79.3
'19	6,922/8,421	82.2
'20	6,820/8,377	81.4
2021	分子7,171人/分母8,625人	83.1%

● 当院値の定義・計算方法
- 分子：HBV既感染者スクリーニングを当月の対象薬剤初回実施日までに行った患者数（HBs抗体とHBc抗体の両方を**過去に1度でも実施した患者数**）
- 分母：抗悪性腫瘍剤を使用した患者のうち、**HBs抗原(+)以外**の患者数（月ごとの実患者数）

Plan 目標設定・改善策立案
- ●2015 B型肝炎の再活性化予防
- ●2015 化学療法および免疫療法を行う前に、全例に対して6か月ごとにHBs抗原、HBc抗体、HBs抗体を検査する
- ●2016 1年ごととした定義によるCDSS（Clinical Decision Support System）を導入する
- ●2016 「核酸アナログ剤」の投与漏れを予防する
- ●2017 過去に1度とした定義による対象者へのフィードバックを強化

Do 改善策の実施
- ●2015 オーダーする主科に対して周知する
- ●2015 オーダー画面に「ケモ前」のセットを作成
- ●2016 1年ごととした定義によりデータを抽出
- ●2016 「核酸アナログ投与必須患者における未実施の通知」を開始。通知に対して、対象医師へ投薬確認（指示）を実施
- ●2017 オーダー医に対して個別に検査オーダーを依頼
- ●2017 診療科カンファレンスで他職種へも協力を依頼（オンコロジーセンター）

Act 標準化の徹底、問題同定・改善策の見直し
- ●2015 指標の見直しについて検討
全化学療法を対象とし、6か月→1年ごとにHBs抗原、HBc抗体、HBs抗体を検査する
- ●2016 1年ごととした定義によるCDS導入は不適切と判断
→再活性化予防の通知は別件で導入検討を継続する
- ●2016 「核酸アナログ投与必須患者における未実施の通知」継続
- ●2016 指標の見直しについて検討
検査歴の判定を1年ごと→過去に1度とする

Check 改善策の効果確認
- ●2015 各科ごとに達成率を評価する
- ●2015 オーダーが多く、達成率の低い主科を中心に個別にフィードバックを行う（腫瘍内科、小児科、消化器センター）
- ●2016 通知対象者データを確認
- ●2016 対象患者に投与されたことを確認
- ●2017 フィードバックを行った診療科の改善率を評価

参考文献

1) Perrillo RP, Gish R, Falck-Ytter YT: American Gastroenterological Association Institute technical review on prevention and treatment of hepatitis B virus reactivation during immunosuppressive drug therapy. Gastroenterology. 2015; 148(1): 221-244.e3.

2) Torres HA, Davila M: Reactivation of hepatitis B virus and hepatitis C virus in patients with cancer. Nat Rev Clin Oncol. 2012; 9(3): 156-166.

3) Ramsey SD, Unger J, Baker LH, et al,: Prevalence of Hepatitis B Virus, Hepatitis C Virus, and HIV Infection Among Patients With Newly Diagnosed Cancer From Academic and Community Oncology Practices. JAMA Oncol. 2019; 5(4): 497-505.

4) 日本肝臓学会，肝炎診療ガイドライン作成委員会編：B型肝炎治療ガイドライン（第3.4版）．2021.5
https://www.jsh.or.jp/lib/files/medical/guidelines/jsh_guidlines/B_v3.4.pdf
(2022.11.10 available)

診療科別の HBs 抗原検査施行率

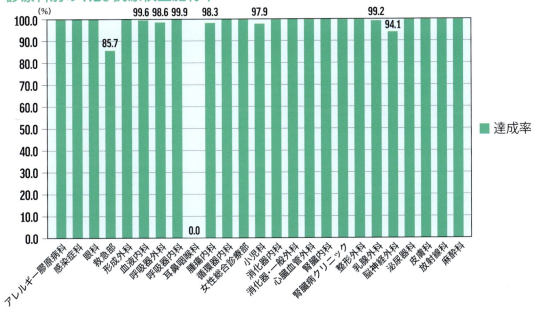

診療科別の HBc 抗体検査施行率

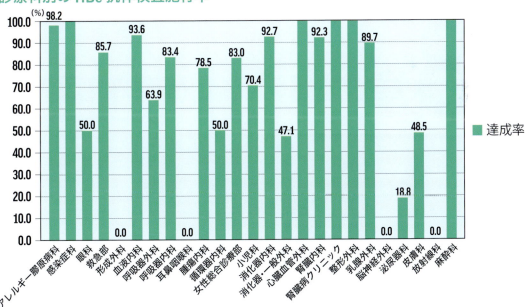

施行率の低い診療科へのフィードバックを充実させ、100%の施行率達成へ

　QI活動を通じて、2011年から2021年までにHBs抗原検査とHBc抗体検査施行の割合はそれぞれ、91.1%から99.0%（p＜0.001）、2.2%から83.1%（p＜0.001）に有意に改善されました。

　診療科ごとの施行率は図の通りであり、今後は施行率の低い診療科へのさらなるフィードバックにより100%の施行率を達成させる予定です。

手術・処置

第8章

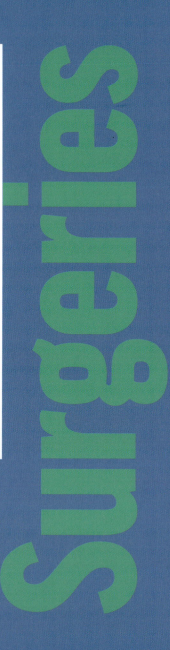

22 執刀開始1時間以内に予防的抗菌薬投与を開始した割合

23 ガイドラインに準拠して予防的抗菌薬が投与されている患者の割合

24 非心臓手術における術後24時間以内・
心臓手術における術後48時間以内に
予防的抗菌薬投与が停止された割合

25 大腿骨近位部骨折患者の手術翌日離床達成率

26 手術患者におけるシバリング発生率

27 肺癌切除患者における初診から1か月以内の手術率

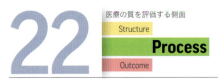

第8章 手術・処置

執刀開始1時間以内に予防的抗菌薬投与を開始した割合

手術後に手術部位感染（Surgical Site Infection: SSI）が発生すると、入院期間が延長し、入院医療費が有意に増大します[1]。

SSIを予防する対策の1つとして、手術前後の抗菌薬投与があり[2]、手術開始から終了後2〜3時間まで、血中および組織中の抗菌薬濃度を適切に保つことで、SSIを予防できる可能性が高くなります。このため、手術執刀開始1時間以内に適切な抗菌薬を静脈注射することでSSIを予防し、入院期間の延長や医療費の増大を抑えることができると考えられます。

執刀開始1時間以内に予防的抗菌薬投与を開始した割合
Prophylactic antibiotic started within one hour prior to surgical incision

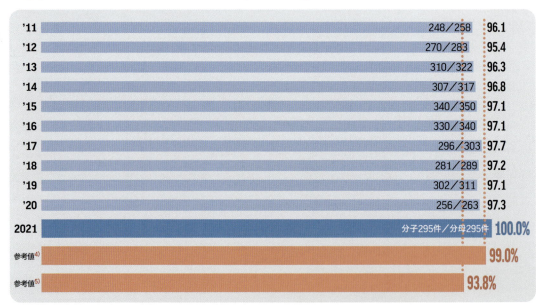

● 当院値の定義・計算方法
分子：手術開始前1時間以内に予防的抗菌薬が投与開始された手術件数
分母：手術件数（冠動脈バイパス手術、そのほかの心臓手術、股関節人工骨頭置換術、膝関節置換術、血管手術、大腸手術、子宮全摘除術）
分母除外：
・外来手術施行患者
・在院日数が120日以上の患者
・入院時18歳以下の患者
・同一入院期間中に子宮摘出術と帝王切開手術を施行した患者
・術前に感染が明記されている患者
・治験患者
・手術前後3日間（冠動脈バイパス手術・そのほかの心臓手術は4日間）に全身麻酔または脊椎麻酔を使用する手術を施行した患者
・手術開始日時の24時間以上前に抗菌薬を投与された患者

● 参考値の定義・計算方法 [3]
分子：Number of surgical patients with prophylactic antibiotics initiated within one hour prior to surgical incision（two hours if receiving vancomycin or fluoroquinolone）
分母：All selected surgical patients with no evidence of prior infection

参考文献
1) Kirkland KB, Briggs JP, Trivette SL, Wilkinson WE, Sexton DJ: The impact of surgical-site infections in the 1990s: attributable mortality, excess length of hospitalization, and extra costs. Infect Control Hosp Epidemiol 1999; 20: 725-730.
2) CDC: Guideline for the Prevention of Surgical Site Infection, 1999. Infect Cont Hosp Epidemiol 1999; 20: 247-278.
3) The Joint Commission; Specifications Manual for National Hospital Inpatient Quality Measures, Version 4.3a SCIP-Inf-1 Prophylactic Antibiotic Received Within One Hour Prior to Surgical Incision. http://www.jointcommission.org/assets/1/6/NHQM_v4_3a_PDF_10_2_2013.zip (2015.06.04 available)
4) America's Hospitals: Improving Quality and Safety; The Joint Commission's Annual Report 2015.
5) 一般社団法人 日本病院会：2021年度 QIプロジェクト結果報告. https://www.hospital.or.jp/pdf/06_20221023_01.pdf (2022.10.25 available)

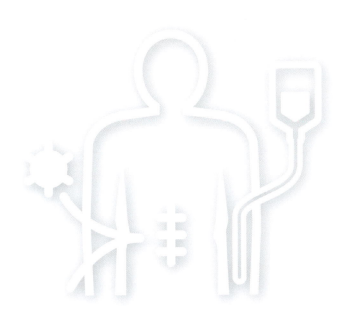

23 ガイドラインに準拠して予防的抗菌薬が投与されている患者の割合

第8章 手術・処置

医療の質を評価する側面：Process

手術後に手術部位感染（Surgical Site Infection：SSI）が発生すると、入院期間が延長し、入院医療費が有意に増大します[1]。

SSIを予防する対策の1つとして、手術前後の抗菌薬投与があり[2]、手術開始から終了後2〜3時間まで、血中および組織中の抗菌薬濃度を適切に保つことで、SSIを予防できる可能性が高くなります。このため、手術執刀開始1時間以内に適切な抗菌薬を静脈注射することでSSIを予防し、入院期間の延長や入院医療費の増大を抑えることができると考えられます。

ガイドラインに準拠して予防的抗菌薬が投与されている患者の割合
Prophylactic antibiotic selection according to guidelines

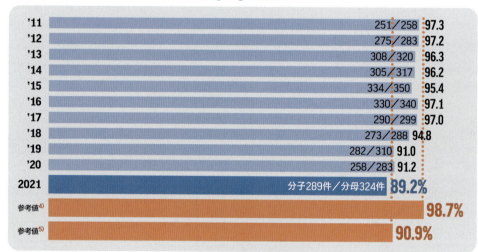

年	分子/分母	割合
'11	251/258	97.3
'12	275/283	97.2
'13	308/320	96.3
'14	305/317	96.2
'15	334/350	95.4
'16	330/340	97.1
'17	290/299	97.0
'18	273/288	94.8
'19	282/310	91.0
'20	258/283	91.2
2021	分子289件/分母324件	89.2%
参考値[4]		98.7%
参考値[5]		90.9%

指標改善パターン

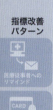

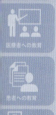

●当院値の定義・計算方法
分子：適切な抗菌薬を投与した手術件数
分母：手術件数（冠動脈バイパス手術、そのほかの心臓手術、股関節人工骨頭置換術、膝関節置換術、血管手術、大腸手術、子宮全摘除術）
分母除外：
・外来手術施行患者
・在院日数が120日以上の患者
・入院時18歳以下の患者
・治験患者
・術中死亡患者
・手術前後3日間（冠動脈バイパス手術・そのほかの心臓手術は4日間）に全身麻酔または脊椎麻酔を使用する手術を施行した患者
・術前24時間以上前に抗菌薬を投与された患者（経口抗菌薬を服用している大腸手術患者は除く）
・術前および術中または術後24時間以内に抗菌薬を投与しなかった患者
・在院中に抗菌薬を投与されていない患者

●参考値の定義・計算方法[3]
分子：Number of surgical patients who received prophylactic antibiotics recommended for their specific surgical procedure
分母：All selected surgical patients with no evidence of prior infection

参考文献
1) Kirkland KB, Briggs JP, Trivette SL, Wilkinson WE, Sexton DJ: The impact of surgical-site infections in the 1990s: attributable mortality, excess length of hospitalization, and extra costs. Infect Control Hosp Epidemiol 1999; 20: 725-730.
2) CDC: Guideline for the Prevention of Surgical Site Infection, 1999. Infect Cont Hosp Epidemiol 1999; 20: 247-278.
3) The Joint Commission: Specifications Manual for National Hospital Inpatient Quality Measures, Version 4.3a SCIP-Inf-2 Prophylactic Antibiotic Received Within One Hour Prior to Surgical Incision. http://www.jointcommission.org/assets/1/6/NHQM_v4_3a_PDF_10_2_2013.zip (2015.06.04 available)
4) America's Hospitals: Improving Quality and Safety; The Joint Commission's Annual Report 2015.
5) 一般社団法人 日本病院会：2021年度 QIプロジェクト結果報告. https://www.hospital.or.jp/pdf/06_20221023_01.pdf (2022.10.25 available)

24 非心臓手術における術後24時間以内・心臓手術における術後48時間以内に予防的抗菌薬投与が停止された割合

医療の質を評価する側面：**Process**

第8章　手術・処置

　手術後に手術部位感染（Surgical Site Infection: SSI）が発生すると入院期間が延長し、入院医療費が有意に増大します[1]。

　SSIを予防する対策の1つとして手術前後の抗菌薬投与があり[2]、手術開始から終了後2〜3時間まで、血中および組織中の抗菌薬濃度を適切に保つことでSSIを予防できる可能性が高くなります。しかし、不必要に長期間投与することで、抗菌薬による副作用の出現や耐性菌の発生、医療費の増大につながります。

　一般的には、非心臓手術では術後24時間以内[3]、心臓手術では術後48時間以内までに抗菌薬を停止すること[4]が推奨されています。

　本指標では、注射薬だけでなく内服薬も抗菌薬の対象としています。

非心臓手術における術後24時間以内に予防的抗菌薬投与が停止された割合、心臓手術における術後48時間以内に予防的抗菌薬投与が停止された割合

Discontinuation of prophylactic antibiotics within 24 hours of operation (non-cardiac surgeries), Discontinuation of prophylactic antibiotics within 48 hours of operation (cardiac surgeries)

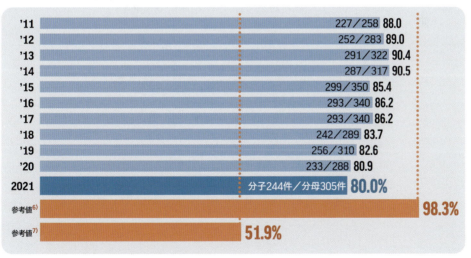

年	分子/分母	%
'11	227/258	88.0
'12	252/283	89.0
'13	291/322	90.4
'14	287/317	90.5
'15	299/350	85.4
'16	293/340	86.2
'17	293/340	86.2
'18	242/289	83.7
'19	256/310	82.6
'20	233/288	80.9
2021	分子244件／分母305件	80.0%
参考値[6]		98.3%
参考値[7]		51.9%

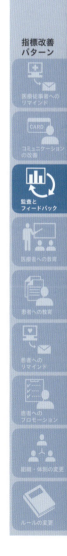

24 非心臓手術における術後24時間以内・心臓手術における術後48時間以内に予防的抗菌薬投与が停止された割合

第8章 手術・処置

●当院値の定義・計算方法
分子：術後24時間以内に予防的抗菌薬投与が停止された手術件数（心臓手術の場合は術後48時間以内）
分母：手術件数（冠動脈バイパス手術、そのほかの心臓手術、股関節人工骨頭置換術、膝関節置換術、血管手術、大腸手術、子宮全摘除術）

分母除外
・外来手術施行患者
・在院日数が120日以上の患者
・入院時18歳以下の患者
・術前に感染が明記されている患者
・治験患者
・術中死亡患者
・手術前後3日間（冠動脈バイパス手術およびそのほかの心臓手術の場合は4日間）に全身麻酔または脊椎麻酔を使用する手術を施行した患者
・手術開始日時の24時間以上前に抗菌薬を投与された患者（経口抗菌薬を服用している大腸手術患者は除く）
・来院24時間前に抗菌薬を服用している患者（経口抗菌薬を服用している大腸手術患者は除く）
・在院中に抗菌薬を投与されていない患者

●参考値の定義・計算方法 [5]
分子：Number of surgical patients whose prophylactic antibiotics were discontinued within 24 hours after anesthesia end time (48 hours for CABG or Other Cardiac Surgery)
分母：All selected surgical patients with no evidence of prior infection

参考文献

1) Kirkland KB, Briggs JP, Trivette SL, Wilkinson WE, Sexton DJ: The impact of surgical-site infections in the 1990s: attributable mortality, excess length of hospitalization, and extra costs. Infect Control Hosp Epidemiol. 1999; 20(11): 725-730.
2) CDC: Guideline for the Prevention of Surgical Site Infection, 1999. Infect Cont Hosp Epidemiol. 1999; 20: 247-278.
3) Bratzler DW, Houck PM: Antimicrobial prophylaxis for surgery: an advisory statement from the National Surgical Infection Prevention Project. Clin Infect Dis. 2004; 38 (12): 1706-1715.
4) Edwards FH, Engelman RM, Houck P, Shahian DM, Bridges CR: The Society of Thoracic Surgeons Practice Guideline Series: Antibiotic Prophylaxis in Cardiac Surgery, Part I: Duration. Ann Thorac Surg. 2006; 81 (1): 397-404.
5) The Joint Commission: Specifications Manual for National Hospital Inpatient Quality Measures, Version 4.3a SCIP-Inf-3 Prophylactic Antibiotic Discontinued Within 24 Hours After Surgery End Time (48 hours for CABG or Other Cardiac Surgery) http://www.jointcommission.org/assets/1/6/NHQM_v4_3a_PDF_10_2_2013.zip (2015.06.04 available)
6) America's Hospitals: Improving Quality and Safety; The Joint Commission's Annual Report 2015.
7) 一般社団法人 日本病院会：2021年度 QIプロジェクト結果報告. https://www.hospital.or.jp/pdf/06_20221023_01.pdf (2022.10.25 available)

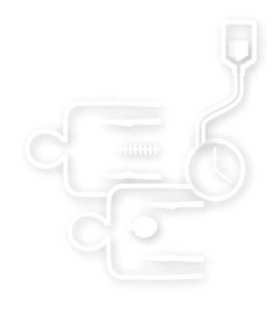

第8章 手術・処置

25 大腿骨近位部骨折患者の手術翌日離床達成率

医療の質を評価する側面: Process

英国NICE（National Institute for Health and Care Excellence）の臨床ガイドライン「Hip fracture：Management」[1]において、「内科的・外科的な禁忌がなければ、手術翌日に離床を実施すべきである」とされており、英国のNational Hip Fracture Databaseにて達成率が報告されています。また、大腿骨近位部骨折の術後24時間以内の離床が、術後30日死亡率、在院日数、退院後30日以内の再入院に関連すること[2]や、離床遅延が術後肺炎、せん妄の発症と在院日数長期化に影響すること[3]が報告されています。このことから、大腿骨近位部骨折の手術翌日にどの程度の離床ができているかを評価することが、間接的に医療の質を示す指標として有用であると考えられます。

大腿骨近位部骨折患者の手術翌日離床達成率
Regaining mobility on the first postoperative day after hip fracture surgery

年	分子/分母	達成率
'18	27/53	51.0
'19	55/79	69.6
'20	44/50	88.0
2021	分子40人／分母50人	80.0%
参考値[1]		77.8%

●当院値の定義・計算方法
分子：大腿骨近位部骨折手術翌日に離床（起立または車椅子移乗）を実施できた患者数
分母：大腿骨近位部骨折術後の患者数
分母除外：頭部外傷や内臓損傷など重篤な合併症例、大腿骨骨幹部骨折以遠の骨折症例、他院手術後に当院へ転院してきた症例、人工関節・ステム周囲骨折症例、再手術症例

●参考値の定義・計算方法[1]
分子：大腿骨近位部骨折手術翌日に移乗または歩行を実施できた患者数
分母：大腿骨近位部骨折術後の患者数

参考文献
1) National Institute for Health and Care Excellence: The management of hip fracture in adults. clinical guideline 2011 Jun, updated 2017 May.
2) Kristensen PK, Thillemann TM, Søballe K, Johnsen SP：Are process performance measures associated with clinical outcomes among patients with hip fractures? A population-based cohort study. Int J Qual Health Care. 2016; 28(6): 698–708.
3) Kamel HK, Iqbal MA, Mogallapu R, Maas D, Hoffmann RG：Time to ambulation after hip fracture surgery: relation to hospitalization outcomes. J Gerontol A Biol Sci Med Sci. 2003; 58(11): 1042-1045.

25 大腿骨近位部骨折患者の手術翌日離床達成率

第8章 手術・処置

Plan 目標設定・改善策立案
- 2019.3 2017年〜2018年のデータを収集し、実績把握と未達成要因分析を実施
- 2019.4 QI委員会指標として検討開始、目標値60%に設定
- 2020.4 目標値を75%に変更
- 2021.4 目標値を前年度と同様の75%に設定
  アウトカム指標「大腿骨近位部骨折患者の術後早期歩行獲得率」のトライアル開始

Do 改善策の実施
- 2019.4 手術翌日からの理学療法介入の推進、該当スタッフへの啓蒙
- 2020.4 リハビリテーション閉室時の早期離床を病棟看護師と連携、勉強会にて情報共有
- 2021.4 早期離床に加えて早期歩行獲得のための課題の共有、該当スタッフとの情報共有

Act 標準化の徹底、問題同定・改善策の見直し
- 2020.4 2019年度データの解析をもとに、早期離床手段の再検討
- 2021.4 手術翌日離床達成率に加えて、アウトカム指標を検討
- 2022.4 アウトカム指標「大腿骨近位部骨折患者の術後早期歩行獲得率」の開始を検討
- モニタリング継続

Check 改善策の効果確認
- 部門内で月に1回データ収集、状況把握
- 2020.4 2019年度データの解析（離床遅延原因の分析）
- 2021.4 2020年度データの解析（離床遅延原因の分析、アウトカム指標の検討）
- 2022.4 2021年度データの解析（離床、あるいは歩行獲得の遅延原因の分析）

前年度に引き続き手術翌日離床達成率は目標達成、アウトカム指標の本格的な導入を検討

　本指標の目標75.0%に対して、2021年度は80.0%であり、目標を達成することができました。前年度よりも低値とはなりましたが、継続して目標値を達成できていることは、数年間継続している以下の方策が効果的に実践できた成果と考えています。

　（1）整形外科医、病棟看護師と連携し、早期離床に取り組みました。具体的には、整形外科医とは、術後の安静度やリハビリテーション依頼についての連絡を密に行いました。また、病棟看護師とは、病棟カンファレンスや勉強会にて意見交換を積極的に行いました。結果として、医師からの術後リハビリテーション依頼が遅れることなく理学療法を開始することができ、手術翌日にリハビリテーション科が閉室となる休前日の手術患者に対しては、病棟看護師によって安全に早期離床を実施することができました。

　（2）定期的に本指標の結果を理学療法士間で共有し、問題点について検討をしました。2020年度と同様に疼痛が離床を阻害する因子と考え、

理学療法時間に合わせた疼痛管理や介助方法を病棟看護師とも協議し、円滑な早期離床を進められるように対応しました。

　なお、2021年度も疼痛以外の理由で離床が遅延していた例は、冒頭のガイドラインに記載されている「内科的な禁忌」に該当する理由（血圧低下、輸血、ドレーン留置など）でした。この結果を考慮すると、手術翌日に離床を実施すべき症例においては、高い早期離床率を達成することができたと考えています。

　今後も医師、看護師との連携と理学療法士間での情報共有を継続し、本指標を意識した多職種でのリハビリテーション計画、介入を実施していきたいと考えています。また、これまでの臨床データの解析結果より、多くの症例の目標となる早期歩行獲得が歩行能力向上と動作自立度、在院日数短縮と関連があることが明らかとなりました。この結果を踏まえ、アウトカム指標として「大腿骨近位部骨折患者の術後早期歩行獲得率」の開始を検討していきたいと考えています。

26 手術患者におけるシバリング発生率

第8章 手術・処置

医療の質を評価する側面
Structure
Process
Outcome

　麻酔覚醒後などに起こる患者の体の震えをシバリングと呼びます。痙攣とは異なる病的な印象に乏しい律動的な動きであり、患者の意識も保たれており、時に悪寒を訴えます[1]。シバリングは酸素消費量を2～3倍に増加させるといわれており[2]、心肺予備力の低下した患者には好ましくありません。また、手術創を緊張させて[3]痛みを増強させたり、眼圧を上昇させたりし[4]、血圧やSpO_2などのモニタリングの妨げにもなります[5]。したがって、シバリングを予防することは患者にとって有益なことです。麻酔後に起こるものの多くは、低体温に対する熱産生として生じる体温調節性シバリングであり、加温・保温といった術中の体温管理技術によって介入・改善できる部分も多く、指標としての意義があるといえます。

手術患者におけるシバリング発生率
Incidence rates of shivering in surgical patients

年	分子/分母	割合
'16	406/6,650	6.1
'17	244/6,611	3.7
'18	272/6,755	4.0
'19	216/6,720	3.2
'20	185/6,070	3.0
2021	分子184件／分母6,377件	2.9%

●当院値の定義・計算方法
分子：分母のうち、シバリング発生「有」の件数
分母：麻酔科管理下手術の手術看護記録件数

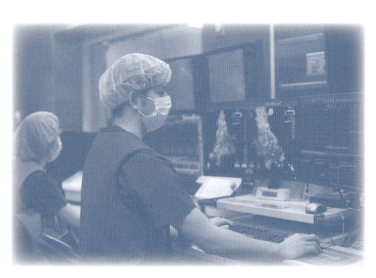

26 手術患者におけるシバリング発生率

第8章　手術・処置

Plan 目標設定・改善策立案
- 毎月のシバリング発生率の集計
- シバリング発生率の高い診療科、術式の洗い出し
- 体温管理勉強会やオリエンテーションの実施（新人・若手看護師対象）
- OJTでのシバリング予防方法の指導
- ORでの体温管理方法のマニュアル化

Do 改善策の実施
- 毎月のシバリング発生率の集計
- シバリング発生率の高い診療科、術式の洗い出し
- 2016年度より毎年、OR新人看護師を対象とした勉強会を実施
- 体温管理勉強会の実施（新人対象）
- 若手看護師へのフォローアップ
- OJTでシバリング予防方法の指導
- 麻酔科医師、看護師へのアプローチ、データの共有（OR看護師だけでなく麻酔科とも連携）
- OR朝ミーティング、部署ミーティングなどでシバリング発生状況の共有
- 産科病棟との帝王切開術患者のシバリング発生状況の共有
- 体温管理マニュアル（全体）の作成、帝王切開術における体温管理マニュアルの作成
- 産科病棟との体温管理マニュアルの共有

Act 標準化の徹底、問題同定・改善策の見直し
- 2016年度　シバリング発生率集計・分析開始
- 2020年度　体温管理勉強会（OR新人看護師対象）の時間と内容の充実
- 麻酔科医師、麻酔科看護師へのアプローチ（OR看護師だけでなく麻酔科へも協力依頼し、対策を検討中）
- ORでの体温管理方法のマニュアル化（進行中）
- 収集データの項目にNRS（Numerical Rating Scale）/フェイススケールを追加
- 毎年、目標値を更新しているため、QI指標の見直しも検討する必要がある

Check 改善策の効果確認
- 2016年度より徐々にシバリング発生率は減少傾向であり、概ね毎年目標値を達成している
- 女性総合診療部の開腹術でシバリング発生率が高い傾向であったが、女性総合診療部のシバリング発生率も徐々に減少傾向にある
- 依然として記録のブランクが50〜60件/月あり、改善が必要

ORスタッフ全員の体温管理に関する知識・技術の習得・向上を目指す

　シバリング発生の低減を図ることだけでなく、周術期に適切な体温管理を実施することは手術患者のアウトカムの改善につながります。手術室でのシバリング発生率の集計・分析を行い、手術室スタッフへ周知することや勉強会の実施、OJTでの教育などを実施することで徐々にシバリング発生率は改善してきていると考えます。

　手術室スタッフ全員が体温管理に関する知識・技術の習得・向上を目指し、手術患者へ適切な体温管理技術が実施できるよう、2020年度より体温管理マニュアルの整備にも着手しています。2021年度は特にシバリング発生が多くみられた帝王切開術に着目し、全体の体温管理マニュアルに加え、帝王切開術の体温管理マニュアルを独自に作成いたしました。3階手術室でも帝王切開術を実施しているため、産科病棟スタッフとのシバリング発生状況の共有と、マニュアルの共有を行いました。

　今後さらに分析を進め、その他の診療科や術式の体温管理マニュアルの作成と活用を目指していきたいと考えています。また、シバリング発生率だけでなく、低体温発生率などの体温管理の指標の活用も視野に入れながら引き続き活動を続けていきたいと考えています。

参考文献
1) 黒瀧健二，齋藤浩二：シバリングはなぜ起こるのか，周術期の体温調節性反応の機序，LiSA. 2014; 21(9)
2) Ciofolo MJ, Clergue F, Devilliers C, et al.Changes in ventilation, oxygen uptake, and carbon dioxide output during recovery from isoflurane anesthesia. Anesthesiology. 1989; 70: 737-741.
3) Reymond CA. Anesthesia sends shivers up one's spine, but hypothermia per se may not be culprit. JAMA. 1988; 259: 2646-2647.
4) Mahajan RP, Grover VK, Sharma SL, et al. :Intraocular pressure changes during muscular hyperactivity after general. anesthesia. Anesthesiology 1987; 66: 419-421.
5) De Courcy JG: Artefactual 'hypotension' from shivering. Anesthesia. 1989; 44(9): 787-788.
6) 山蔭道明編：周術期の体温管理，克誠堂出版，2011.
7) 山蔭道明監修：体温のバイオロジー　体温はなぜ37℃なのか. メディカル・サイエンス・インターナショナル, 2005

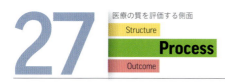

第8章 手術・処置

27 肺癌切除患者における初診から1か月以内の手術率

がん治療では、症状が発現したり、健診などで異常を指摘されてから医療機関を受診するまでの期間と、受診から精密検査を受けて診断が確定し治療が始まるまでの期間があり、それぞれの期間が不必要に延長することを、patient's delay（患者側の遅れ）およびdoctor's delay（医師側の遅れ）と呼ぶことがあります[1]。肺がん診療において、こうした治療の遅れが患者にどのような影響を与えるかは明確ではありません。

過去の研究では、むしろ治療までの期間が長いほど予後が良好であったとの報告もあります[2,3]。しかし、これは症状が強い患者や、病気がより進んだ患者に対して急いで治療を開始されることが多いためと考えられています。早期肺がん手術例に限った研究では、診断確定から手術までの期間が短い方が有意に予後良好であったと報告されています[4,5]。2021年には診断確定から手術までの期間が12週間を超えると術後の再発率が高く、生存率が低かったと報告されました[6]。

早期の治療が本当に患者の予後を改善するのかどうかは必ずしも明確ではありませんが、諸外国では、手術方針決定後4週以内の手術や診断確定後2週以内の手術を勧奨しています[2,7,8]。実際の初診から手術までの期間は36〜56日[1,2,3,8]、診断確定から手術までの期間は67.2日[4]、70.1日[6]などの報告があります。しかしながら、がんと診断されたり、がんの疑いが濃厚な患者にとって、一刻も早くできるだけ早期の治療が受けられることは大変重要です。

肺癌切除患者における初診から1か月以内の手術率
Surgery rates for lung cancer resection patients within one month of first visit

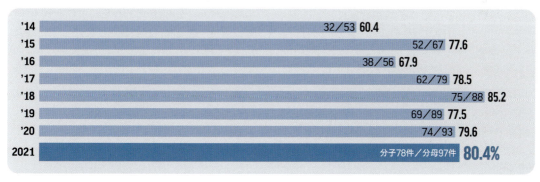

年	分子/分母	%
'14	32/53	60.4
'15	52/67	77.6
'16	38/56	67.9
'17	62/79	78.5
'18	75/88	85.2
'19	69/89	77.5
'20	74/93	79.6
2021	分子78件／分母97件	80.4%

● 当院値の定義・計算方法
分子：分母のうち、呼吸器外科初診日から手術日まで30日以内である患者数
分母：当院で肺癌に対する切除術を施行した患者数（転移性肺腫瘍含む）
分母除外：小さな病変で進行が遅く、患者希望で手術が延期になった患者

Plan 目標設定・改善策立案
●手術適応となる胸部悪性腫瘍患者に対して、可能な限りdoctor's delayを短縮する

Do 改善策の実施
●初診患者の手術を計画する際に、術前検査、術前評価をできるだけ早く進めて、最短期間で手術が行えるよう日程を調整する

Act 標準化の徹底、問題同定・改善策の見直し
●診療科内での話し合いを踏まえて、初診担当医師が、科内での調整とともに他部署との連携を密に行って、手術までの期間短縮が可能な範囲内で、計画が実行できるよう努める

Check 改善策の効果確認
●月に一度、診療科内で手術まで1か月以上かかった患者に関して、その原因を探り、1か月以内にできる方法はなかったのか、改善策を検討する

周術期センターの設置により、他部署との連携が向上。病院全体で術前1か月からの禁煙を強く推奨

　2014年から2015年にかけての改善は、当科の手術枠の割当数が増加したことが要因と考えられます。その後、手術件数が年々増加しているにもかかわらず、達成率が維持されている理由の1つには、当院に周術期センターが設置され、他部署との連携が向上したことなどが挙げられます。

　2020年から2021年には、新型コロナウイルス感染症（COVID-19）流行のため、軽微な症状（咽頭痛、鼻汁など）や濃厚接触者と判定されたことで手術が延期になってしまった患者もいました。

　当院では術後合併症のリスクをできるだけ減らす目的で、術前1か月前からの禁煙を強く勧めています。初診時にまだ喫煙を続けている場合、禁煙の確認のため、手術までの期間がどうしても31日以上となってしまいます。今後は、より一層の期間短縮のための努力を継続しながら、病院全体での禁煙指導にも力を入れていきたいと考えます。

参考文献

1) SuLu E, et al.: Delays in the diagnosis and treatment of non-small-cell lung cancer. Tumori. 2011; 97（6）: 693-697.
2) Myrdal G, et al.: Effect of delays on prognosis in patients with non-small cell lung cancer. Thorax. 2004; 59（1）: 45-49.
3) Salomaa ER, et al.: Delays in the diagnosis and treatment of lung cancer. Chest. 2005; 128（4）: 2282-2288.
4) Kanarek NF, et al.: Survival after community diagnosis of early-stage non-small cell lung cancer. Am J Med. 2014; 127（5）: 443-449.
5) Samson P, et al.: Effects of Delayed Surgical Resection on Short-Term and Long-Term outcomes in Clinical Stage I Non-Small Cell Lung Cancer. Ann Thorac Surg. 2015; 99（6）: 1906-1913.
6) Heiden BT et al.: Analysis of Delayed Surgical Treatment and Oncologic Outcomes in Clinical Stage I Non-Small Cell Lung Cancer. JAMA Network Open.2021; 4(5): e2111613.
7) British Thoracic Society: BTS recommendations to respiratory physicians for organising the care of patients with lung cancer. The Lung Cancer Working Party of the British Thoracic Society Standards of Care Committee. Thorax. 1998; 53(Suppl 1): S1-8.
8) Simunovic M, et al.: A snapshot of waiting times for cancer surgery provided by surgeons affiliated with regional cancer centres in Ontario. Can Med Assoc J,. 2001; 165（4）: 421-425.

St. Luke's

コラム 3

術後の痛みを 0 に
―新たな QI 目標の設定―

　2022 年度筆者の病棟では「術後の痛みずっと 0」を QI 目標に設定し、「**婦人科手術患者の帰室後 NRS* 測定 2 回目から翌日まですべて 0 である割合**」を算出することとしました。きっかけは 2021 年度の JCI サーベイの時に、部署に特化した QI 目標を設定するように指導を受けたことでした。自部署は婦人科、泌尿器科を主科とし手術件数が院内で一番多く、また平均在院日数は 5.9 日（2021 年度）と非常に短く、ＡＤＬが自立している患者さんが多いのが特徴です。QI 目標を設定した理由は、手術に関連した指標とすれば、対象患者が多くスタッフも関わりやすいのではと考えたからです。また、婦人科の手術当日は翌朝 6 時まで 2 時間ごとにバイタルサイン、NRS の測定を行っており、現在実施している内容でデータの算出が行え、上記目標であればスタッフにも分かりやすいと考えたためです。

　過去 3 年間のデータでは開腹術、腹腔鏡手術を合わせた平均値が 38 〜 43％で、開腹術の方が 25 〜 30 ポイントほど腹腔鏡手術よりも高いという結果でした。これは、開腹術の方が手術の侵襲は大きいものの、術後に硬膜外麻酔もしくは IV-PCA（Intravenous Patient-Controlled Analgesia：経静脈患者管理鎮痛）にて持続的な疼痛コントロールが行われているためと考えられ、今後、腹腔鏡手術での疼痛の改善が必要と考えています。

　2022 年度の活動としてまず実態調査を行ったところ、注射薬（鎮痛薬）の投与にかける時間、鎮痛薬投与後の NRS 再検時間、NRS の説明方法などにばらつきがみられたため、疼痛に精通している薬剤師に相談し、まずは注射薬の投与時間と再検時間の統一を図りました。NRS の説明方法については、各スタッフが苦慮している様子がうかがえました。そもそも痛みは主観であるため、個人により閾値や表現に違いがあると考えています。例えば、NRS を使用（face scale も併用）して痛みを尋ねた際に、スマホを余裕で操作できているにもかかわらず、8/10 と返答があるなど、本人の様子と数値との乖離を感じることがあります。

　今後、可能な限り NRS を適切に表現してもらえるように、自部署だけではなく外来、手術室などとも協力して患者教育を行っていきたいと考えています。また、過去のデータから疼痛と患者満足度の相関が指摘されており、診療科や麻酔科とも連携して痛みをコントロールし、より高い患者の満足度を目指したいと思っています。

看護部　黒木 ひろみ

＊ NRS（Numerical Rating Scale）：疼痛スケールの1つ。

生活習慣

第9章

Lifestyle-related Diseases

- **28** 75歳以下の糖尿病患者の腎症スクリーニング率
- **29** 高血圧患者の血圧測定率
- **30** 降圧薬服用患者の血圧コントロール率

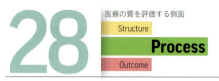

第9章 生活習慣

75歳以下の糖尿病患者の腎症スクリーニング率

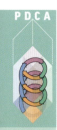

　2020年度までは糖尿病診療の質の指標としてHbA1c < 7.0%を採用していました。しかし、この一律の目標値は国内外で約10年前まで提唱されていたものでした。その後の国内外の診療ガイドラインでは血糖コントロール目標値の個別化を推奨しており[1) 2)]、低血糖を起こしやすい高齢者ではHbA1cを7.5％未満に下げないことも推奨されています[3)]。HbA1c < 7.0%を一律の目標値とするのは時代錯誤となっているため、2021年度からはHbA1c値よりも実用的で妥当性の高い指標として糖尿病合併症スクリーニング遵守率に変更しました。特に、腎症のスクリーニング法は通常の血液検査と尿検査で可能な簡便な検査です。

75歳以下の糖尿病患者の腎症スクリーニング率
Screening adherence of nephropathy for diabetic people younger than 76

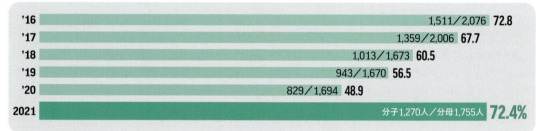

年	分子/分母	%
'16	1,511/2,076	72.8
'17	1,359/2,006	67.7
'18	1,013/1,673	60.5
'19	943/1,670	56.5
'20	829/1,694	48.9
2021	分子1,270人/分母1,755人	72.4%

● 当院値の定義・計算方法
分子：過去1年間に尿中微量アルブミンまたは尿蛋白（定量）が測定されている患者数
分母：糖尿病の薬物治療を施行されている75歳以下の患者数
（過去1年間に該当治療薬が外来で合計90日以上処方されている患者）
分母除外：人工透析・腹膜透析を受けている患者は除く

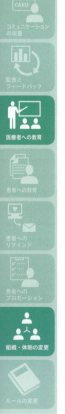

Plan 目標設定・改善策立案
- 病院全体としての目標値を設定
  腎症スクリーニング率（尿中微量アルブミンまたは尿蛋白を1年に1回以上測定 >80.0%）
- 定期的に担当医師にフィードバック
- 遵守率が低い患者の傾向を調査

Do 改善策の実施
- 勉強会開催
- 2006.8　血糖コントロールの仕方
- 2008.2　糖尿病薬の選択のコツ
- 2009.2　インスリン療法について―治療、感染・周術期管理
- 2009.6　合併症を予防するための血糖コントロール法
- 2010.12　新糖尿病薬―これからの血糖コントロール
- 2014年以降、年始数回糖尿病勉強会開催中
- 2020年以降、減量・糖尿病治療専門外来スタッフ間で定期勉強会開催中
- 院長より医師個々へフィードバック

Act 標準化の徹底、問題同定・改善策の見直し
- フィードバック継続
- 新薬の発売に伴う、適切な糖尿病関連薬の使い方の啓発活動継続

Check 改善策の効果確認
- 6か月ごとにコントロール状況を確認

内分泌・代謝科内外において腎症スクリーニング意義の周知・啓発に努め、遵守率向上を目指す

当院の数値は、内分泌・代謝科の患者のみではなく、聖路加国際病院関連施設のさまざまな診療科において糖尿病治療を受けている患者全体の値です。

糖尿病は無症状のことが多いため、定期的な合併症スクリーニングおよびそれに対する早期介入が重要です。糖尿病合併症の1つに腎症（腎障害・腎機能低下）があり、最近では糖尿病性腎症人工透析導入の主因となっています。腎症のスクリーニングは通常の検査で行うことができ、適切な介入による効果も確立しているため、指標として採用しました。

診療ガイドラインでは尿中微量アルブミンまたは尿蛋白を1年に1回以上測定することが推奨されています[2]。しかしながら当院での腎症スクリーニング遵守率は2020年度までは漸減していることが判明したため、2021年度にはまず内分泌・代謝科内での周知・確認を強化しました。その結果遵守率は急増加してきています。糖尿病関連薬が急増していることもあり、今後は当科以外の科への周知・啓発（特にスクリーニング意義や腎症への対策）に一層努めていきます。

参考文献
1) 日本糖尿病学会編著：糖尿病診療ガイドライン2019. 南江堂, 2019.
2) 日本糖尿病・生活習慣病ヒューマンデータ学会 糖尿病標準診療マニュアル作成委員会：糖尿病標準診療マニュアル2022 一般診療所・クリニック向け. 日本糖尿病・生活習慣病ヒューマンデータ学会, 2022.
3) 日本糖尿病学会と日本老年医学会の合同委員会：高齢者糖尿病の血糖コントロール目標 2016.

29 高血圧患者の血圧測定率

第9章　生活習慣

医療の質を評価する側面：Process

　高血圧が心血管病に与える悪影響は、古くからよく知られた事実です。近年では画一的に血圧目標を決めるのではなく、個々の病態に応じた目標値を設定することが重要とされています。一方で、高血圧治療は漫然とした処方の継続が行われやすいのも現実です。適切に血圧を評価せずに処方を継続するだけでは、適切な治療介入とはいえないのはもちろんのこと、患者の最終的な予後も改善することはできないでしょう。血圧を測定する行動自体、適切な高血圧治療のための最初の到達目標と考えられます。

　測定された血圧値は高血圧治療の根拠であり、他の医療従事者からも明確に確認できることが必要です。ゆえに血圧測定率は、病院全体の医療の質を表す指標として非常に重要です。

　2020年には新型コロナウイルス感染症（COVID-19）の流行に伴い、感染リスクなどの懸念から測定率が一旦急激に低下しましたが、その後は感染予防に配慮しながら測定を再開しています。2020年5月より循環器内科医師、さらに2021年12月より循環器内科以外の医師への個別フィードバックを開始しました。これらを受けて少しずつ数値は持ち直しており、今後のさらなる改善が期待されます。

高血圧患者の血圧測定率
Blood pressure measurement among hypertensive patients

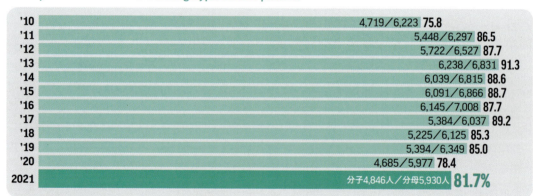

年	分子／分母	値
'10	4,719／6,223	75.8
'11	5,448／6,297	86.5
'12	5,722／6,527	87.7
'13	6,238／6,831	91.3
'14	6,039／6,815	88.6
'15	6,091／6,866	88.7
'16	6,145／7,008	87.7
'17	5,384／6,037	89.2
'18	5,225／6,125	85.3
'19	5,394／6,349	85.0
'20	4,685／5,977	78.4
2021	分子4,846人／分母5,930人	81.7

● 当院値の定義・計算方法
分子：最終処方日の前3か月以内に血圧測定を行った患者数
分母：降圧薬を処方されている18歳以上の患者数（過去1年間に降圧薬が外来で合計90日以上処方されている患者）

● 参考値の定義・計算方法[3]
分子：All patient visits for patients with a documented diagnosis of HTN and aged 18 years and older at the beginning of the measurement period
分母：Patient visits with a blood pressure measurement recorded during the measurement period

参考文献
1) Criteria, P. S.: HYPERTENSION (HTN) Algorithm for Measures Calculation - EHRS (Analytic Narrative and Data Elements) PATIENT SELECTION CRITERIA Include if ALL the following criteria are met: At least two face-to-face office visits with the physician, physicians' assistant, or nurse practitioner during the measurement time period Is aged 18 years and older at the beginning of the measurement time period Patient has a documented diagnosis of Hypertension. Blood Pressure 2006: 1-12.
2) Chobanian AV, Bakris GL, Black HR, Cushman WC, Green LA, Izzo JL, et al.: Seventh report of the Joint National Committee on Prevention, Detection, Evaluation, and Treatment of High Blood Pressure. Hypertension 2003; 42 (6): 1206-1252.
3) American Medical Association. HYPERTENSION (HTN) Algorithm for Measures calculation-EHRS (Analytic Narrative and Data Elements). http://www.ama-assn.org/ama1/pub/upload/mm/pcpi/htnanalyticnarr307_7.pdf (2014.06.24 avaliable)
4) NICE Menu of Indicators. The percentage of patients under 80 years old with hypertension in whom the last recorded blood pressure (measured in the preceding 9 months) is 140/90 or less. http://www.nice.org.uk/aboutnice/qof/indicators.jsp (2014.06.24 available)

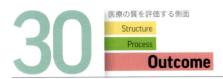

第9章　生活習慣

降圧薬服用患者の血圧コントロール率

近年は、血圧値そのものの画一的な介入ではなく、病態に応じた高血圧治療が行われています。血圧のコントロールが不良だと予後が悪化することは過去のエビデンスから明らかであり、血圧値を至適な状態に保つことにより、心血管病の発症を予防できるとされています[1)2)]。

また、この効果は降圧薬の種類によらず、降圧度の大きさに比例することが、大規模臨床試験のメタ解析から示されています[3)4)]。

欧米においても、血圧コントロール率は医療の質の項目に挙げられており、日本のようにかかりつけ医が必須でない環境においては、少なくとも病院に通院して高血圧治療（降圧薬処方）を受けている患者の血圧コントロールが、重要な医療の質を表す指標となると考えています。

SPRINT Trialなどが報告されてからは、至適血圧の考え方についても変化が見られています[9)]。血圧値の目標自体は今後も変化があると考えられますが、150/90mmHgおよび140/90mmHg未満というのは誰もが最低限到達すべき目標値であり、医療の質評価指標として妥当と考えられます。

なお、欧米のガイドライン改訂に追随する形で2019年に日本の高血圧治療ガイドライン（JSH 2019）も改訂され、目標値も140/90mmHgないしは130/80mmHg未満と、より厳格化されました[6)]。2019年9月に院内の勉強会にてこのガイドラインの変更について周知を行っており、今後は段階的に目標値の改訂にも着手する予定です。

降圧薬服用患者の血圧コントロール率（60歳以上）
Control of HTN - outpatient on an antihypertensive, BP less than 150/90mmHg

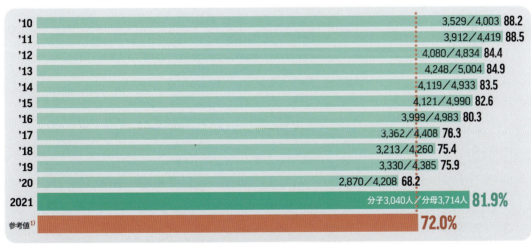

●当院値の定義・計算方法
【60歳以上】
分子：調査対象年の最終血圧値が150/90mmHg未満の患者数
分母：降圧薬を処方されている60歳以上の患者数（過去1年間に降圧薬が外来で合計90日以上処方されている患者）

●参考値の定義・計算方法[7)]
【60歳以上】
分子：Patients with hypertension in whom the last blood pressure(measured in the previous 9 months) is 150/90mmHg or less
分母：Patients with established hypertension

30 降圧薬服用患者の血圧コントロール率

第9章 生活習慣

Plan 目標設定・改善策立案

- 2008.4 QI委員会指標として計測開始
- 2009 降圧薬の定義の見直し
- 2009 血圧の中央測定（来院時にすべての患者の血圧測定）を検討
- 2011 医師個人別での血圧コントロール値の計測開始
- 2014 血圧ガイドライン変更に伴う指標の変更（日本高血圧学会（JSH）2014）
- 2018 プロジェクト再開（特に若年者の高血圧への介入を強化）
- 2019 血圧ガイドライン変更に伴う指標の変更（日本高血圧学会（JSH）2019）

Do 改善策の実施

- 2009.4 勉強会「Quality Indicatorとしての血圧値－聖路加国際病院での取り組み－」「臓器合併症を考慮した高血圧薬物療法－JSH2009を踏まえて－」の開催
- 2010 血圧値の指標のよりどころのアンケート調査
- 2010 家庭血圧の入力フォームの作成を依頼
- 2010 院長より個別の数値リストをフィードバック（年1回）
- 2010.7 勉強会「高血圧の治療 up-to-date－あなたの患者さんは十分血圧がコントロールされていますか－」の開催
- 2011 血圧入力率を向上するために各医師へフィードバック
- 2011 血圧コントロールが3回以上連続で悪い医師へフィードバック
- 2012 臨床決断支援（CDS*）システムの導入
- 2012.1 勉強会「高血圧の診かた－データが語るウソ・ホント－」の開催
- 2014 血圧指標の見直し
- 2018 指標定義の再検討、データ抽出条件の見直し
- 2019.5 院内への定期的なアナウンスの実施
- 2019.9 勉強会「チーム医療のスタッフとして高血圧について知っていてほしいこと」の開催
- 2020.5 循環器内科で個別フィードバックを開始
- 2021.12 循環器内科以外の医師への個別フィードバック(血圧測定率)を開始

Act 標準化の徹底、問題同定・改善策の見直し

- 年間を通じてのコントロールの必要性を検討
- モニタリング継続
- コントロール率が低い要因を分析し関係者にフィードバック
- 院内向けアナウンス・定期的な勉強会の実施
- 個別フィードバックの強化（全診療科へ拡大予定）
- 抽出対象薬剤の見直し

Check 改善策の効果確認

- 2011 血圧コントロール値が連続して悪い医師は入力率が悪いことが判明
- 2011 血圧コントロール率には季節性変動があることを再認識
- 2012 入力漏れが多い診療科（循環器内科）を同定
- 2013 CDSと血圧入力率向上
- 2014 血圧入力値・血圧指標伸び悩み
- 2018 診療科別・医師別のコントロール率を算出
- 2021 血圧測定率・コントロール率ともに改善傾向

＊CDS（Clinical Decision Support）

降圧薬服用患者の血圧コントロール率（18歳以上60歳未満）
Control of HTN - outpatient on an antihypertensive, BP less than 140/90mmHg

年	分子／分母	値
'10	949／1,269	74.8
'11	1,089／1,434	75.9
'12	1,180／1,704	69.2
'13	1,311／1,833	71.5
'14	1,297／1,886	68.8
'15	1,316／1,879	70.0
'16	1,365／2,028	67.3
'17	1,181／1,899	62.2
'18	1,157／1,865	62.0
'19	1,221／1,966	62.1
'20	1,044／1,769	59.0
2021	分子1,129人／分母1,519人	74.3%

● 当院値の定義・計算方法

【18歳以上60歳未満】

分子：調査対象年の最終血圧値が140/90mmHg未満の患者数

分母：降圧薬を処方されている18歳以上60歳未満の患者数（過去1年間に降圧薬が外来で合計90日以上処方されている患者）

単発的なエビデンスのみではなく長期的な視点で
血圧コントロールを行っていくことが大切

2011年に当院の血圧コントロールが、ようやく世界的水準に近づいたと実感した背景には、血圧入力率の向上が寄与していると考えていました。

ところが2014年以降、血圧入力率・血圧コントロール率がともに徐々に低下しており、高い水準の維持には継続的かつ積極的な血圧コントロールの推進が必要だと考えられました。"clinical inertia"（臨床的惰性）として知られる通り、血圧コントロールが不十分である背景には、患者要因である服薬アドヒアランスの不良や不適切な生活習慣だけでなく、われわれ臨床医による治療開始・治療強化の遅延が一因であることを肝に銘じる必要があります[10]。

当院では特に若年者（18歳以上60歳未満）でのコントロール率が相対的に悪いことがわかっています。心血管リスク低減のためには、若年時からの適切なコントロールが重要と考えられ[11][12]、これらに対して積極的に介入をしていく方針としています。

2020年5月より循環器内科医師への個別フィードバックを開始しており、前項の血圧測定率と血圧コントロールについて診療科内で一定の改善が得られました。さらに2021年12月より循環器内科以外の医師への個別フィードバックを開始しており、院内全体での今後のさらなる改善が期待されます。

今後は診察室血圧だけでなく診察室外血圧にも注目し、よりきめ細かく血圧コントロールを行うことも重要だと考えています。また、本指標の改善には、医療従事者の力だけでなく、患者自身の高血圧治療への関心を高めていくことが大切だと考えています。

参考文献

1) Thom T, Haase N, Rosamond W, Howard VJ, Rumsfeld J, Manolio T, Zheng ZJ, Flegal K, O'Donnell C, Kittner S, Lloyd-Jones D, Goff DC Jr, Hong Y, Adams R, Friday G, Furie K, Gorelick P, Kissela B, Marler J, Meigs J, Roger V, Sidney S, Sorlie P, Steinberger J, Wasserthiel-Smoller S, Wilson M, Wolf P: Heart disease and stroke statistics - 2006 update: a report from the American Heart Association Statistics Committee and Stroke Statistics Subcommittee. Circulation. 2006; 113(6): e85-151.

2) Psaty BM, Manolio TA, Smith NL, Heckbert SR, Gottdiener JS, Burke GL, et al.: Time trends in high blood pressure control and the use of antihypertensive medications in older adults: the Cardiovascular Health Study. Arch Intern Med. 2002; 162(20): 2325-2332.

3) Turnbull F: Effects of different blood-pressure-lowering regimens on major cardiovascular events: results of prospectively-designed overviews of randomised trials. Lancet. 2003; 362(9395): 1527-1535.

4) Blood Pressure Lowering Treatment Trialists' Collaboration, Turnbull F, Neal B, Pfeffer M, Kostis J, Algert C, Woodward M, et al.: Blood pressure-dependent and independent effects of agents that inhibit the renin-angiotensin system. J Hypertens. 2007; 25(5): 951-958.

5) James PA, Oparil S, Carter BL, Cushman WC, Dennison-Himmelfarb C, Handler J, Lackland DT, LeFevre ML, MacKenzie TD, Ogedegbe O, Smith SC Jr, Svetkey LP, Taler SJ, Townsend RR, Wright JT Jr, Narva AS, Ortiz E: 2014 evidence-based guideline for the management of high blood pressure in adults: report from the panel members appointed to the Eighth Joint National Committee (JNC 8). JAMA. 2014; 311 (5): 507-520.

6) 日本高血圧学会高血圧治療ガイドライン作成委員会編：高血圧治療ガイドライン2019. 日本高血圧学会, 2019.

7) Julius S, Kjeldsen SE, Weber M, Brunner HR, Ekman S, Hansson L, et al.: Outcomes in hypertensive patients at high cardiovascular risk treated with regimens based on valsartan or amlodipine: the VALUE randomized trial. Lancet. 2004; 363(9426): 2022-2031.

8) NHS Employers: Quality and Outcomes Framework guidance for GMS contract 2011/12－Delivering investment in general practice. April 2011. http://www.nhsemployers.org/Aboutus/Publications/Documents/QOF_guidance_GMS_contract_2011_12.pdf (2014.06.24 available)

9) SPRINT Research Group, Wright JT Jr, Williamson JD, Whelton PK, et al.:A Randomized Trial of Intensive versus Standard Blood-Pressure Control. N Engl J Med. 2015; 373 (22): 2103-2116.

10) Phillips LS, Branch WT, Cook CB, et al.: Clinical inertia. Ann Intern Med. 2001; 135(9): 825-834.

11) Lewington S, Clarke R, Qizilbash N, et al.: Age-specific relevance of usual blood pressure to vascular mortality: a meta-analysis of individual data for one million adults in 61 prospective studies. Lancet. 2002; 360(9349): 1903-1913.

12) Delgado J, Bowman K, Ble A, et al.: Blood Pressure Trajectories in the 20 Years Before Death. JAMA Intern Med. 2018; 178(1): 93-99.

脳・神経

第10章

31	前方循環系主幹動脈閉塞による急性期脳梗塞に対する早期血管内治療の割合
32	虚血性脳卒中患者における抗血栓薬退院時処方率
33	心房細動・心房粗動を伴う虚血性脳卒中患者における抗凝固薬退院時処方率
34	脳卒中患者におけるリハビリテーション実施率

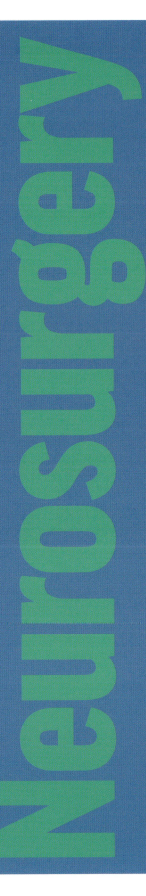

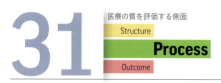

第10章　脳・神経

前方循環系主幹動脈閉塞による急性期脳梗塞に対する早期血管内治療の割合

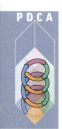

　主幹動脈閉塞症による急性期脳梗塞に対して、診断・治療の遅れが予後の悪化につながるため、迅速で的確な診断、治療場所への速やかな移動、治療準備、再開通への治療が求められます。

　また、実際の達成率と予後の改善がどのように変化したのか、治療の遅れの原因が何かを1例ごとに検証する必要があります。

前方循環系主幹動脈閉塞による急性期脳梗塞に対する早期血管内治療の割合
Early intravascular treatment in acute cerebral infarction due to anterior trunk artery obstruction

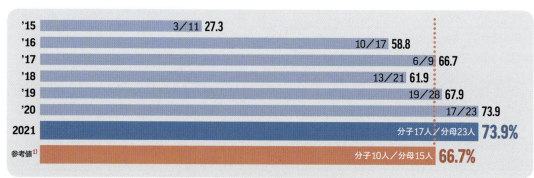

年	分子/分母	%
'15	3/11	27.3
'16	10/17	58.8
'17	6/9	66.7
'18	13/21	61.9
'19	19/28	67.9
'20	17/23	73.9
2021	分子17人/分母23人	73.9%
参考値[1]	分子10人/分母15人	66.7%

●当院値の定義・計算方法
分子：来院から穿刺までの時間がrt-PA使用時は90分以内、rt-PA未使用時は60分以内の入院患者数
分母：血管内治療の適応のある急性期脳梗塞、急性期主幹動脈閉鎖症の入院患者数

●参考値の定義・計算方法 [1]
分子：予想されるべき達成患者数
分母：当院へ搬送される対象患者数

Plan 目標設定・改善策立案

●診断の遅れが予後の悪化につながるため、主幹動脈閉塞症による急性期脳梗塞に対する早期血管内治療において、来院から穿刺までの時間が、
①rt-PA使用時は90分以内
②rt-PA未使用時は60分以内
の割合の目標値を70%と設定

Do 改善策の実施

●来院から穿刺までの時間をさらに細分化
①来院から画像診断
②画像診断から治療場所への入室
③入室から穿刺まで
●各時間に細分化し、時間がかかった原因と、さらなる時間短縮への改善点を検討

Act 標準化の徹底、問題同定・改善策の見直し

●深夜や早朝の症例で、時間遅延を認めた
●シミュレーションカンファレンスが効果を示したと思われ、標準化の徹底がされた
●今後定期的に医師・看護師とともに問題を作成して、経験・知識の再確認を行う

Check 改善策の効果確認

●1症例ごとに各部署と、シミュレーションカンファレンスを行う
①救急外来医師
②救急外来看護師
③放射線科
④OR看護師

初期対応の時点で治療場所の確保や連絡を早急に行うなど、治療開始時間の改善を目指す

治療開始までに遅延をきたす原因は、深夜や早朝の症例であり、院内に脳外科医師がいない場合にファーストコール医師の治療方針の決定が遅れ、準備に時間がかかっていることが挙げられます。

改善策として、治療方針を決定する初期対応の時点で早急に治療場所の確保や連絡をすることが考えられます。また、3D-CTA（三次元脳血管造影）の再構成には時間がかかるため、元画像で治療方針を決定することが挙げられます。

参考文献
1) Berkhemer OA et al.: A randomized trial of intraarterial treatment for acute ischemic stroke. N Engl J Med. 2015; 372(1): 11-20.

32 虚血性脳卒中患者における抗血栓薬退院時処方率

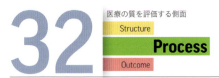

第10章 脳・神経

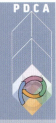

　非心原性脳梗塞（アテローム血栓性脳梗塞、ラクナ梗塞など）や非心原性TIA（一過性脳虚血発作）では、再発予防のために抗血小板薬の投与が推奨されています。わが国の『脳卒中治療ガイドライン2015』[3]では、「現段階で非心原性脳梗塞の再発予防上、もっとも有効な抗血小板療法（本邦で使用可能なもの）はシロスタゾール200mg/日、クロピドグレル75mg/日、アスピリン75〜150mg/日（グレードA）、チクロピジン200mg/日（グレードB）である」と記載されています。『脳卒中治療ガイドライン2021』[4]での評価は次回以降予定されています。

　したがって、適応のある患者には、抗血小板薬の投与が開始されていることが望まれます。

虚血性脳卒中患者における抗血栓薬退院時処方率
Discharged on antiplatelet therapy in ischemic stroke patients

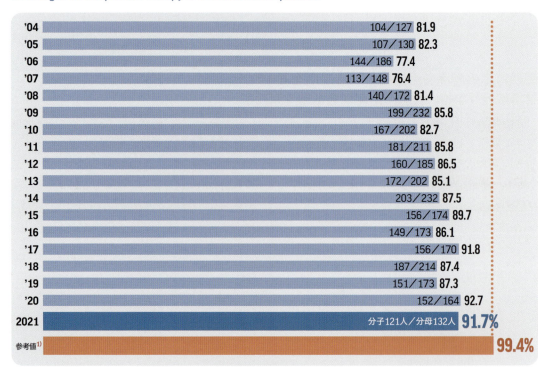

年	分子/分母	割合
'04	104/127	81.9
'05	107/130	82.3
'06	144/186	77.4
'07	113/148	76.4
'08	140/172	81.4
'09	199/232	85.8
'10	167/202	82.7
'11	181/211	85.8
'12	160/185	86.5
'13	172/202	85.1
'14	203/232	87.5
'15	156/174	89.7
'16	149/173	86.1
'17	156/170	91.8
'18	187/214	87.4
'19	151/173	87.3
'20	152/164	92.7
2021	分子121人/分母132人	91.7%
参考値[1]		99.4%

●当院値の定義・計算方法
分子：退院時に抗血栓薬が処方されている患者数
分母：18歳以上の虚血性脳卒中患者数
分母除外：死亡退院患者、在院日数が120日以上の患者、一過性脳虚血発作（TIA）患者

●参考値の定義・計算方法[2]
分子：Ischemic stroke patients prescribed antithrombotic therapy at hospital discharge
分母：Ischemic stroke patients

Plan 目標設定・改善策立案	**Do** 改善策の実施
● 非心原性脳梗塞の二次予防を正確に実施 ● The Joint Commission STK-2に準拠した定義で測定	● 急性期脳梗塞の臨床病型診断を実施し、診断に基づき適切な抗血栓薬を選択
Act 標準化の徹底、問題同定・改善策の見直し	**Check** 改善策の効果確認
● 個別にフィードバック	● 対象外患者が含まれていないか確認し、含まれている場合は適切な条件設定を検討

脳梗塞の治療戦略は複雑。病型分類を適切に行い、遅滞なく再発予防を開始する教育を継続

2021年は91.7％でした。ただし、この統計には退院時点で抗血小板薬内服の適応がある患者かどうかの考慮、すなわち除外基準は設けられていません。アテローム血栓性脳梗塞やラクナ梗塞で抗血小板薬が点滴投与されたまま急性期転院となったケース、出血リスクの高いケースなどを除くと、適応患者ほぼすべてが抗血小板薬の投与を受けています。

脳梗塞という単一病名ではありますが、病態や時間軸を含めた治療戦略はとても複雑なため、病型分類を適切に行う意義、遅滞なく再発予防を開始する教育の継続が大切であると考えています。

参考文献

1) America's Hospitals: Improving Quality and Safety; The Joint Commission's Annual Report 2015.

2) The Joint Commission; Specifications Manual for National Hospital Inpatient Quality Measures, Version 4.3a STK-2 Discharged on Antithrombotic Therapy. http://www.jointcommission.org/assets/1/6/NHQM_v4_3a_PDF_10_2_2013.zip (2015.06.04 available)

3) 日本脳卒中学会 脳卒中ガイドライン委員会 編：脳卒中治療ガイドライン2015. 協和企画, 2017.

4) 日本脳卒中学会 脳卒中ガイドライン委員会 編：脳卒中治療ガイドライン2021. 協和企画, 2021.

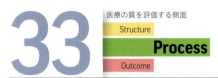

第10章 脳・神経

33 心房細動・心房粗動を伴う虚血性脳卒中患者における抗凝固薬退院時処方率

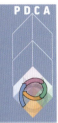

心原性脳梗塞での再発予防には、抗凝固薬の投与が推奨されています。わが国の『脳卒中治療ガイドライン2015』[3)]では、「心原性脳塞栓症の再発予防は通常、抗血小板薬ではなく抗凝固薬が第1選択薬である（グレードA）」と記載されています。一方で、「出血性合併症はINR2.6を超えると急増する（グレードB）」とも記載されています。『脳卒中治療ガイドライン2021』[4)]での評価は次回以降予定されています。

したがって、適応のある患者には抗凝固薬の投与が開始されていることが望まれます。

心房細動・心房粗動を伴う虚血性脳卒中患者における抗凝固薬退院時処方率
Anticoagulation therapy for atrial fibrillation/flutter

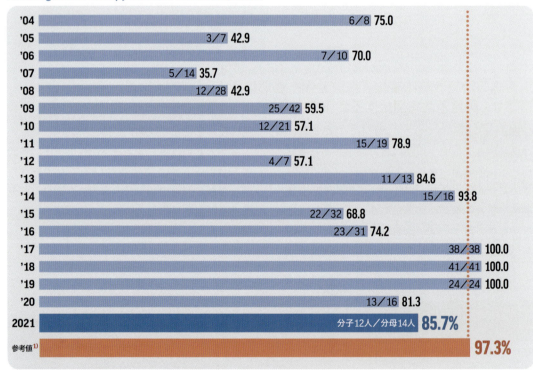

年	分子/分母	%
'04	6/8	75.0
'05	3/7	42.9
'06	7/10	70.0
'07	5/14	35.7
'08	12/28	42.9
'09	25/42	59.5
'10	12/21	57.1
'11	15/19	78.9
'12	4/7	57.1
'13	11/13	84.6
'14	15/16	93.8
'15	22/32	68.8
'16	23/31	74.2
'17	38/38	100.0
'18	41/41	100.0
'19	24/24	100.0
'20	13/16	81.3
2021	分子12人/分母14人	85.7%
参考値[1)]		97.3%

● 当院値の定義・計算方法
分子：退院時に抗凝固薬が処方されている患者数
分母：18歳以上の心房細動・心房粗動を伴う虚血性脳卒中患者数
分母除外：死亡退院患者、在院日数が120日以上の患者、一過性脳虚血発作（TIA）患者

● 参考値の定義・計算方法[2)]
分子：Ischemic stroke patients prescribed anticoagulation therapy at hospital discharge
分母：Ischemic stroke patients with documented atrial fibrillation/flutter

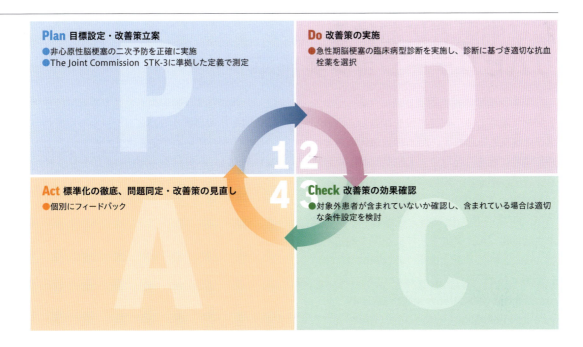

脳梗塞の治療戦略は複雑。病型分類を適切に行う意義、遅滞なく再発予防を開始する教育を継続

2021年は85.7%でした。処方率の値に変動はありますが、この統計には退院時点で抗凝固薬内服の適応がある患者かどうかの考慮、すなわち除外基準は設けられていません。急性期転院となったケース、出血リスクの高いケースなどを除くと、適応のある患者ほぼすべてが抗凝固薬の投与を受けています。

わが国の『脳卒中治療ガイドライン2015』[3]でも、「ワルファリン、非ビタミンK阻害経口抗凝固薬（Non-vitamin K antagonist oral anticoagulant：NOAC）の治療開始時期に関しては、脳梗塞発症後2週間以内が1つの目安となります。しかし大梗塞例や血圧コントロール不良例、出血傾向例など、投与開始を遅らせざるを得ない場合もある（グレードC1）」「ワルファリンやNOACの禁忌症例のみ、アスピリンなどの抗血小板薬を投与するよう勧められる（グレードB）」のように、特に抗凝固薬（ワルファリンなど）の開始時期や適応の判断は難しいことがあります。

脳梗塞という単一病名ではありますが、病態や時間軸を含めた治療戦略はとても複雑なため、病型分類を適切に行う意義、遅滞なく再発予防を開始する教育の継続が大切であると考えています。

参考文献

1) America's Hospitals: Improving Quality and Safety; The Joint Commission's Annual Report 2015.
2) The Joint Commission; Specifications Manual for National Hospital Inpatient Quality Measures, Version 4.3a STK-3 Anticoagulation therapy for atrial fibrillation/flutter. http://www.jointcommission.org/assets/1/6/NHQM_v4_3a_PDF_10_2_2013.zip （2015.06.04 available）
3) 日本脳卒中学会 脳卒中ガイドライン委員会 編：脳卒中治療ガイドライン2015. 協和企画, 2017.
4) 日本脳卒中学会 脳卒中ガイドライン委員会 編：脳卒中治療ガイドライン2021. 協和企画, 2021.

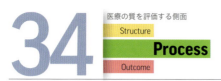

第10章 脳・神経

34 脳卒中患者におけるリハビリテーション実施率

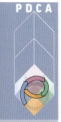

脳卒中患者では、早期にリハビリテーションを開始することで、機能予後を改善し、再発リスクの増加もみられず、ADLの退院時到達レベルを犠牲にすることなく、入院期間が短縮されることがわかっています。

わが国の『脳卒中治療ガイドライン2015』[3]では、「不動・廃用症候群を予防し、早期の日常生活動作（ADL）向上と社会復帰を図るために、十分なリスク管理のもとにできるだけ発症後早期から積極的なリハビリテーションを行うことが強く勧められている（グレードA）」と記載されています。『脳卒中治療ガイドライン2021』[4]での評価は次回以降予定されています。

したがって、適応のある患者には早期からリハビリテーションが開始されていることが望まれます。

脳卒中患者におけるリハビリテーション実施率
Assess for rehabilitation in stroke patients

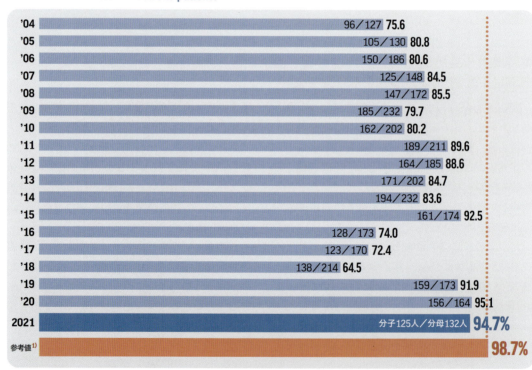

年	分子/分母	%
'04	96/127	75.6
'05	105/130	80.8
'06	150/186	80.6
'07	125/148	84.5
'08	147/172	85.5
'09	185/232	79.7
'10	162/202	80.2
'11	189/211	89.6
'12	164/185	88.6
'13	171/202	84.7
'14	194/232	83.6
'15	161/174	92.5
'16	128/173	74.0
'17	123/170	72.4
'18	138/214	64.5
'19	159/173	91.9
'20	156/164	95.1
2021	分子125人/分母132人	94.7%
参考値[1]		98.7%

●当院値の定義・計算方法
分子：入院中にリハビリテーションを実施した患者数
分母：18歳以上の虚血性脳卒中患者数
分母除外：死亡患者、在院日数が120日を超える患者、一過性脳虚血発作（TIA）患者

●参考値の定義・計算方法[2]
分子：Ischemic or hemorrhagic stroke patients assessed for or who received rehabilitation services
分母：Ischemic or hemorrhagic stroke patients

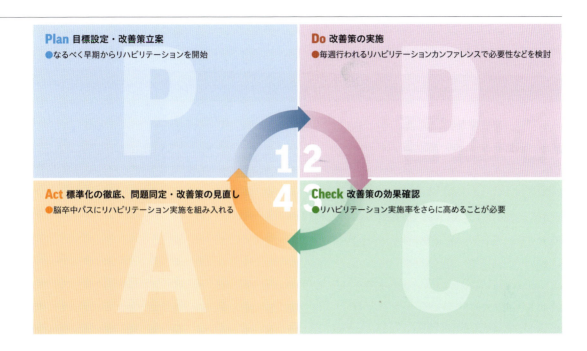

病型分類を適切に行い、遅滞なくリハビリテーションを開始

　2021年は94.7%でした。しかし、実際にはTIAやリハビリテーションの必要がない軽症脳卒中患者も分母に含まれており、個別に確認したところ、リハビリテーションが必要な患者のほぼ全員に行われています。

　脳梗塞という単一病名ではありますが、病態や時間軸を含めた治療戦略はとても複雑なため、病型分類を適切に行う意義、遅滞なくリハビリテーションを開始する教育の継続が大切であると考えています。

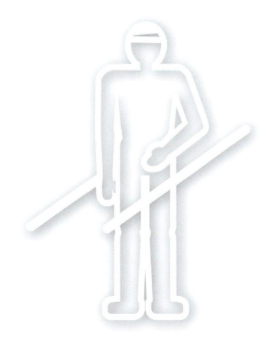

参考文献

1) America's Hospitals: Improving Quality and Safety; The Joint Commission's Annual Report 2015.
2) The Joint Commission; Specifications Manual for National Hospital Inpatient Quality Measures, Version 4.3a STK-10 Assessed for Rehabilitation.
http://www.jointcommission.org/assets/1/6/NHQM_v4_3a_PDF_10_2_2013.zip
（2015.06.04 available）
3) 日本脳卒中学会 脳卒中ガイドライン委員会 編：脳卒中治療ガイドライン2015. 協和企画, 2017.
4) 日本脳卒中学会 脳卒中ガイドライン委員会 編：脳卒中治療ガイドライン2021. 協和企画, 2021

心血管

第11章

35 ST上昇型急性心筋梗塞の患者で病院到着から
PCIまでの所要時間が90分以内の患者の割合

36 急性心筋梗塞患者における病院到着前後24時間以内のアスピリン処方率、
急性心筋梗塞患者における病院到着後24時間以内のβ-遮断薬処方率

37 左室機能が悪い急性心筋梗塞患者へのACE-I/ARB退院時処方率

38 急性心筋梗塞患者における退院時処方率
（アスピリン、β-遮断薬、ACE-I/ARB、スタチン）

39 PCI後24時間以内の院内死亡率

40 心不全入院患者における左室機能評価

41 左室機能が悪い心不全入院患者へのACE-I/ARB/ARNI処方率・
β-遮断薬処方率

42 心不全入院患者における退院後予約割合

43 心不全患者における退院後の治療計画記載率

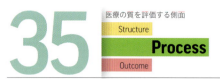

第11章 心血管

ST上昇型急性心筋梗塞の患者で病院到着からPCIまでの所要時間が90分以内の患者の割合

ST上昇型急性心筋梗塞（acute STEMI）の治療には、発症後可能な限り早期に再灌流療法（閉塞した冠動脈の血流を再開させる治療）を行うことが、生命予後の改善に重要です。現在、発症後12時間以内は早期再灌流療法の適応とされ、主にバルーンやステントを使用したPCI*が行われます。また、血栓吸引療法を併用する場合もあります。

病院到着（Door）からPCI（Balloon）までの時間は、急性心筋梗塞と診断されてから緊急心臓カテーテル検査と治療のためのスタッフならびにカテーテル室の準備、さらにPCIの手技までを含む複合的な時間であり、Door-to-Balloon時間と呼ばれます。具体的にはDoor-to-Balloon時間が90分以内であること、あるいは90分以内に再灌流療法が施行された患者の割合が50%以上という指標が用いられます。

＊ PCI（percutaneous coronary intervention：経皮的冠動脈形成術）

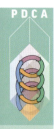

ST上昇型急性心筋梗塞の患者で病院到着からPCIまでの所要時間が90分以内の患者の割合
Primary PCI received within 90 minutes of hospital arrival

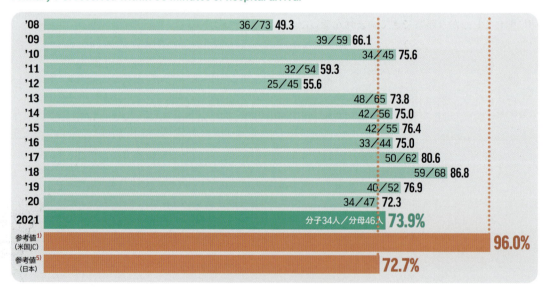

●当院値の定義・計算方法
分子：分母のうち、来院からPCIまでの所要時間（分）が90分以内の患者数
分母：救急部を受診し、24時間以内に緊急PCIを実施した急性心筋梗塞（ST上昇型）患者数

●参考値の定義・計算方法 [2]
分子：AMI patients whose time from hospital arrival to primary PCI is 90 minutes or less
分母：AMI patients with ST-elevation or LBBB on ECG who received primary PCI

Plan 目標設定・改善策立案

- ● 2008.5 心臓カテーテル治療テンプレートの運用開始
- ● 2008.5 各プロセスを現場の感覚により近いものに決定
- ● 2010.3 継続的なモニタリングによる数値改善のため、年1回のフォローに変更
- ● 2013.5 数値悪化のため、現状を心血管センター運営会議へフィードバック

Do 改善策の実施

- ● 2013.6 救急部と循環器内科とのカンファレンスを再度開始
- ● 2013.6 救急外来での胸部X線撮像中止
- ● 2013.6 救急外来での尿道カテーテル挿入中止

Act 標準化の徹底、問題同定・改善策の見直し

- ● 2008.10 検査結果が出る前に循環器医師を呼ぶ運用を決定
- ● 2008.10 患者来院時間、循環器医師call時間、循環器医師ER到着時間のチャート記載を依頼
- ● モニタリング継続
- ● 救急部循環器カンファレンスで月例データを定期的に共有

Check 改善策の効果確認

- ● 2008.6 各プロセスの所要時間を患者ごとに分析
- ● 2013.7 改善策実施後の効果を確認し、3か月に1度のモニタリングの変更

Door - to - Balloon時間が保険点数に反映。
臨床現場として医療の質をさらに高める努力を継続

　以前から救急部（ER）と循環器チームでのカンファレンスは行われていましたが、当初は数値に関してしっかり観察できていませんでした。2011年・2012年の数値の低下に危機感を感じ、再度ERとのカンファレンス（毎月開催）で改善方法がないか検討しました。ERからの入院時にルーチンで行われていた胸部X線写真と尿道カテーテルの挿入を必要時のみ施行するように決定したことなどを受けて、心電図施行後からのカテーテル室への入室時間は約10分の短縮が可能となりました。2013年以降、90分以内の到達件数がようやく70％台まで改善しました。

　その後、2018年には達成率86.8％となりましたが、その後達成率は伸び悩んでいる状況です。2020年には、新型コロナウイルス感染症（COVID-19）に対する感染予防策の影響もあっ

てか、90分以内の達成率は一旦72.3％まで落ち込みました。2021年に関しては、若干改善傾向を認めるものの、ほぼ横ばい（73.9％）で推移しています。未達成の要因としては、以前までのデータと同様、特に休日・夜間帯の症例でカテーテル検査開始までに時間を要していることが分かっています。引き続きERとも協力しながら個々の症例の目標時間を達成できなかった原因を振り返り、毎月のカンファレンスにてフィードバックを継続していく予定です。

　また、現在Door - to - Balloon時間は保険点数にも反映され、医療の質を診療報酬に還元するという1つの試金石となる指標となりました。今後もさらに臨床現場から医療の質を高める努力を継続していく必要性を実感しています。

参考文献

1) America's Hospitals: Improving Quality and Safety; The Joint Commission's Annual Report 2015.

2) The Joint Commission: Specifications Manual for National Hospital Inpatient Quality Measures, Version 4.3b AMI-8a Primary PCI Received Within 90 Minutes of Hospital Arrival. http://www.jointcommission.org/assets/1/6/HIQR_Jan2014_v4_3b.zip (2015.06.04 available)

3) Antman EM, et al.: ACC/AHA guidelines for the management of patients with ST-elevation myocardial infarction. Circulation. 2004; 110(9): e82-292.

4) Flynn A, et al.: Trends in door-to-balloon time and mortality in patients with STEMI undergoing PPCI. Arch Intern Med. 2010; 170: 1842-1849.

5) 日本心血管インターベンション治療学会（CVIT）：J-PCIレジストリー 2018年報告. http://www.cvit.jp/registry/annual-report.html（2022.11.10 available）

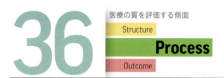

第11章 心血管

36 急性心筋梗塞患者における病院到着前後24時間以内のアスピリン処方率、急性心筋梗塞患者における病院到着後24時間以内のβ-遮断薬処方率

急性心筋梗塞において、血小板による血管閉塞および心筋との需要供給関係の破綻、心筋のリモデリングが問題であり、過去の報告から抗血小板薬およびβ-遮断薬の投与が必須であることはいうまでもありません。

過去の欧米のガイドラインにおいても、急性期におけるアスピリンおよびβ-遮断薬の処方は、クラスIとなっています。これらは心筋梗塞量の減少やイベント抑制に関わっているため、医療の質を示すには適した指標と考えられます。

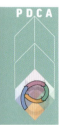

急性心筋梗塞患者における病院到着前後24時間以内のアスピリン処方率
Aspirin within 24 hours before or after arrival of acute myocardial infarction patients

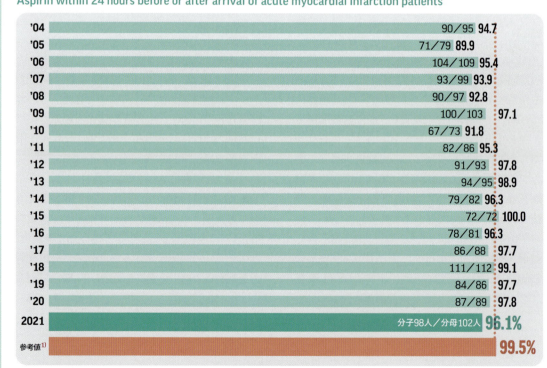

年	分子/分母	%
'04	90/95	94.7
'05	71/79	89.9
'06	104/109	95.4
'07	93/99	93.9
'08	90/97	92.8
'09	100/103	97.1
'10	67/73	91.8
'11	82/86	95.3
'12	91/93	97.8
'13	94/95	98.9
'14	79/82	96.3
'15	72/72	100.0
'16	78/81	96.3
'17	86/88	97.7
'18	111/112	99.1
'19	84/86	97.7
'20	87/89	97.8
2021	分子98人／分母102人	96.1%
参考値[1]		99.5%

● 当院値の定義・計算方法
分子：病院到着前後24時間以内にアスピリンが処方されている患者数
分母：急性心筋梗塞の診断で入院し生存退院した患者数

● 参考値の定義・計算方法 [2]
分子：AMI patients who received aspirin within 24 hours before or after hospital arrival
分母：AMI patients

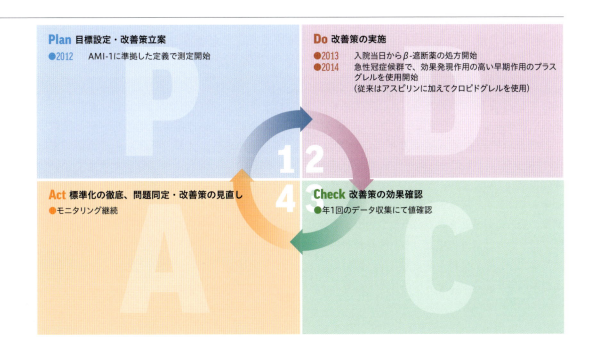

急性心筋梗塞患者における病院到着後24時間以内のβ-遮断薬処方率
Beta-blocker within 24 hours after arrival of acute myocardial infarction patients

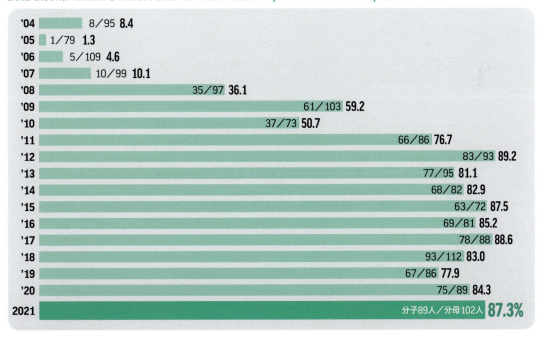

- 当院値の定義・計算方法
  分子：病院到着後24時間以内にβ-遮断薬が処方されている患者数
  分母：急性心筋梗塞の診断で入院し生存退院した患者数

36 急性心筋梗塞患者における病院到着前後24時間以内のアスピリン処方率、急性心筋梗塞患者における病院到着後24時間以内のβ-遮断薬処方率

第11章 心血管

β-遮断薬の処方では早期介入の必要性を共有することが重要。貼付剤での投与や行動変容などのアプローチも効果的か

アスピリンは来院時に処方し、退院時も同様に処方するため、来院時処方率および退院時処方率はほぼ同率で、かなり高値を維持しています。

24時間以内のβ-遮断薬処方率についても、2012年以降はほぼ80～90%と比較的高い達成率で推移していますが、まだ改善の余地はあると考えています。未達成の要因としては、β-遮断薬の処方に禁忌とされる心原性ショックや房室ブロックなど以外の場面でも、超高齢者の場合や血圧が比較的低値である場合に、医師の処方行動に制限が入っているからであると考えています。これからも、引き続き早期介入の重要性を周知し、達成率の向上を目指します。

アスピリン処方率は欧米のデータと比較しても遜色ありません。一方、β-遮断薬処方率に関しては、欧米よりは低いと考えてよい状況です。前述の通り、早期介入の必要性の認識共有が重要です。その他、貼付剤のような代替的な薬剤の投与方法や行動変容などの多画的なアプローチでの解決が、より効果的になりうると考えています。

参考文献

1) America's Hospitals: Improving Quality and Safety; The Joint Commission's Annual Report 2015.
2) The Joint Commission; Specifications Manual for National Hospital Inpatient Quality Measures, Version 4.3b AMI-1 Aspirin at Arrival. http://www.jointcommission.org/assets/1/6/HIQR_Jan2014_v4_3b.zip （2015.06.04 available）

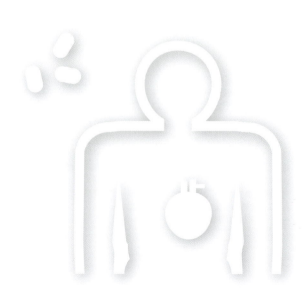

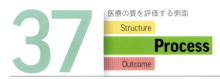

第11章 心血管

左室機能が悪い急性心筋梗塞患者への ACE-I/ARB退院時処方率

　ACE-I（アンジオテンシン変換酵素阻害薬）やARB（アンジオテンシン受容体拮抗薬）はレニンアンジオテンシン系の抑制に非常に重要な薬で、単なる血圧コントロールの薬ではなく、過去の報告から心筋梗塞患者の長期予後の改善を見込める薬であるとされています。

　特に、左室機能が低下している急性心筋梗塞患者においてはリモデリングの抑制効果も認められており、欧米のガイドラインでも指標として用いられています[3]。したがって、医療の質を測るには適切な指標と考えています。

左室機能が悪い急性心筋梗塞患者への ACE-I/ARB 退院時処方率
ACE-I or ARB for left ventricular systolic dysfunction at discharge

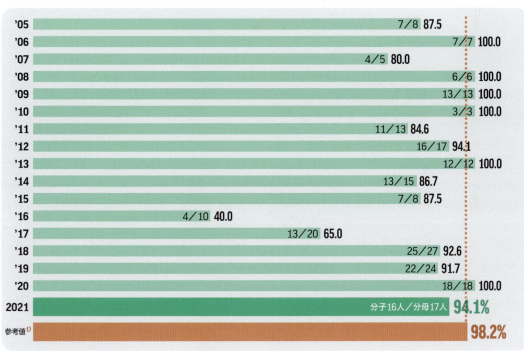

年	分子/分母	%
'05	7/8	87.5
'06	7/7	100.0
'07	4/5	80.0
'08	6/6	100.0
'09	13/13	100.0
'10	3/3	100.0
'11	11/13	84.6
'12	16/17	94.1
'13	12/12	100.0
'14	13/15	86.7
'15	7/8	87.5
'16	4/10	40.0
'17	13/20	65.0
'18	25/27	92.6
'19	22/24	91.7
'20	18/18	100.0
2021	分子16人／分母17人	94.1%
参考値[1]		98.2%

● 当院値の定義・計算方法
分子：退院時にACE-I/ARBが処方されている患者数
分母：左室機能が悪い急性心筋梗塞入院患者数（生存退院）

● 参考値の定義・計算方法 [2]
分子：AMI patients who are prescribed an ACE-I or ARB at hospital discharge
分母：AMI patients with LVSD

147

37 左室機能が悪い急性心筋梗塞患者への ACE-I/ARB退院時処方率

第11章　心血管

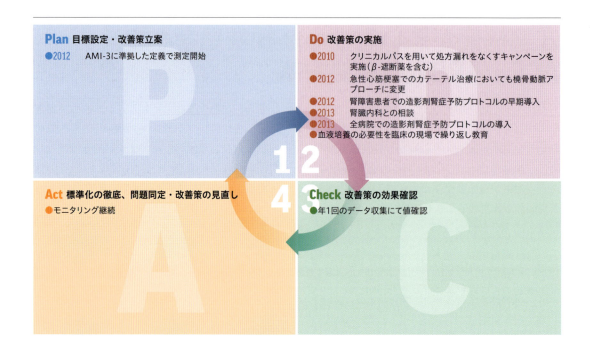

指標値自体の改善よりも母集団の選定を慎重に考慮し、積極的な処方を継続

　当院でも積極的にこれらの薬剤の処方を行っており、ほぼ全例で実行できています。全件カルテレビューを行っていますが、やはり血圧低値や急性腎障害、その中でも造影剤腎症を併発した患者において、これらの薬剤が退院時処方に含まれない場合があります。

　急性腎障害に関しては、例外的な対応が必要と考えています。単に指標値自体の改善より、母集団の選定を十分慎重に考慮したいと考えており、現時点でそのような急性腎障害の患者を除外する予定はありません。

　また、当院では循環器内科と腎臓内科で連絡を密に取り、造影剤腎症においても、両科で「ACE-I/ARBともに禁忌ではないが慎重に判断する」としています。また、退院時に処方されていない場合には、腎機能が落ち着いた外来での投与開始を心がけています。このような意識が長期予後につながるものと考えています。心筋梗塞の二次予防という観点から、当科でも意識を高くもち、今後も継続していきたいと考えています。

参考文献

1) America's Hospitals: Improving Quality and Safety; The Joint Commission's Annual Report 2015.
2) The Joint Commission: Specifications Manual for National Hospital Inpatient Quality Measures, Version 4.3b AMI-3 ACEI or ARB for LVSD. http://www.jointcommission.org/assets/1/6/HIQR_Jan2014_v4_3b.zip (2015.06.04 available)
3) Krumholz HM, et al.: ACC/AHA clinical performance measures for adults with ST-elevation and non ST-elevation myocardial infarction. Circulation. 2006; 113(5): 732-761.

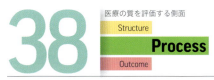

第11章 心血管

急性心筋梗塞患者における退院時処方率（アスピリン、β-遮断薬、ACE-I/ARB、スタチン）

　近年の急性心筋梗塞の死亡率の減少において、カテーテル治療（PCI：percutaneous coronary intervention：経皮的冠動脈形成術）の役割が非常に大きかったことは周知の事実です。わが国において、急性心筋梗塞（特にST上昇型急性心筋梗塞）に対してカテーテル治療（PCI）を行うことは、すでに標準化されているといえます。

　しかし、治療はそこで終わりではありません。必要なことは、心筋梗塞を再発させず、心筋梗塞に関連した心血管病での死亡などを防ぐ二次予防です[1)2)3)]。二次予防に必須とされる薬物治療を退院時に処方導入することはガイドラインでも推奨されており、すでに海外でも医療の質の項目にも取り入れられています。また、処方率そのものも医療の質を表すと考えられています。

　当院ではこれら二次予防薬の処方は比較的積極的に安定して行われていますが、全指標を通じて完全とはいえません。また今後は処方の有無に加えて、これらの薬剤が退院後に適切に容量調整されているかどうか（目標LDLに対する十分量のスタチン処方など）についても個別にフィードバックを行っていく予定です。

急性心筋梗塞患者における退院時処方率（アスピリン、β-遮断薬、ACE-I/ARB、スタチン）
Prescription（aspirin, β-blocker, ACE-I or ARB, statin）at discharge for acute myocardial infarction

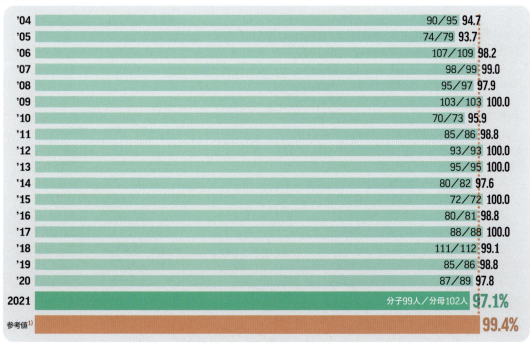

アスピリン

年	分子／分母	割合
'04	90／95	94.7
'05	74／79	93.7
'06	107／109	98.2
'07	98／99	99.0
'08	95／97	97.9
'09	103／103	100.0
'10	70／73	95.9
'11	85／86	98.8
'12	93／93	100.0
'13	95／95	100.0
'14	80／82	97.6
'15	72／72	100.0
'16	80／81	98.8
'17	88／88	100.0
'18	111／112	99.1
'19	85／86	98.8
'20	87／89	97.8
2021	分子99人／分母102人	97.1%
参考値[1)]		99.4%

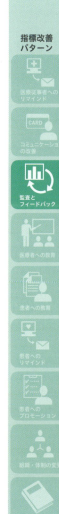

38 急性心筋梗塞患者における退院時処方率
（アスピリン、β-遮断薬、ACE-I/ARB、スタチン）

第11章　心血管

β-遮断薬

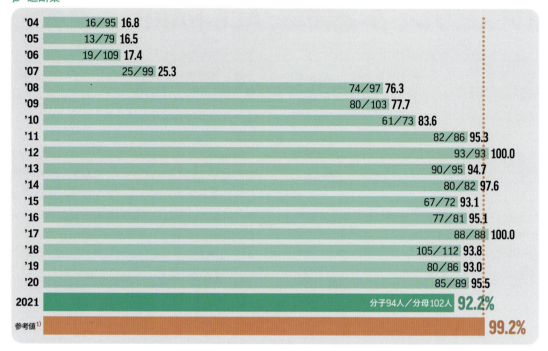

ACE-I/ARB

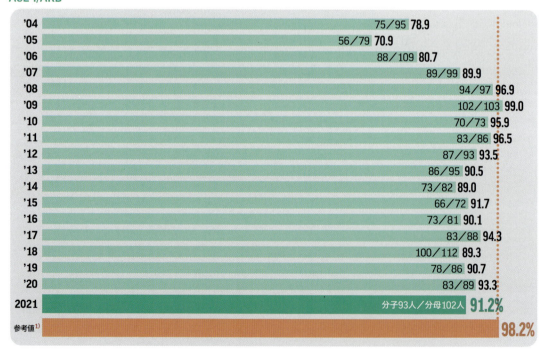

スタチン

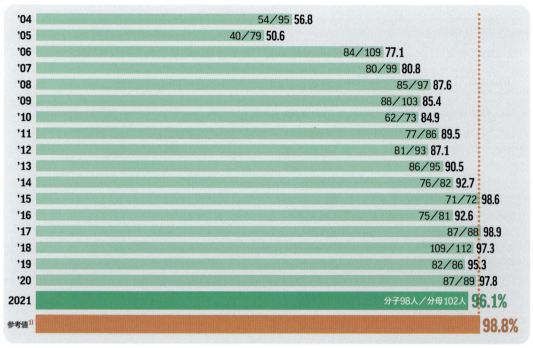

年	分子/分母	%
'04	54/95	56.8
'05	40/79	50.6
'06	84/109	77.1
'07	80/99	80.8
'08	85/97	87.6
'09	88/103	85.4
'10	62/73	84.9
'11	77/86	89.5
'12	81/93	87.1
'13	86/95	90.5
'14	76/82	92.7
'15	71/72	98.6
'16	75/81	92.6
'17	87/88	98.9
'18	109/112	97.3
'19	82/86	95.3
'20	87/89	97.8
2021	分子98人/分母102人	96.1%
参考値[1]		98.8%

●当院値の定義・計算方法

【アスピリン】
分子：退院時にアスピリンが処方されている患者数
分母：急性心筋梗塞の診断で入院し生存退院した患者数

【β-遮断薬】
分子：退院時にβ-遮断薬が処方されている患者数
分母：急性心筋梗塞の診断で入院し生存退院した患者数

【ACE-I/ARB】
分子：退院時にACE-I/ARBが処方されている患者数
分母：急性心筋梗塞の診断で入院し生存退院した患者数

【スタチン】
分子：退院時にスタチンが処方されている患者数
分母：急性心筋梗塞の診断で入院し生存退院した患者数

●参考値の定義・計算方法 [5) 6) 7)]

【アスピリン】
分子：AMI patients who are prescribed aspirin at hospital discharge
分母：AMI patients

【β-遮断薬】
分子：AMI patients who are prescribed a beta-blocker at hospital discharge
分母：AMI patients

【ACE-I/ARB】
分子：AMI patients who are prescribed ACE-I or ARB at hospital discharge
分母：AMI patients

【スタチン】
分子：AMI patients who are prescribed a statin medication at hospital discharge
分母：AMI patients

参考文献

1) America's Hospitals: Improving Quality and Safety; The Joint Commission's Annual Report 2015.
2) 日本循環器学会 他：急性冠症候群診療ガイドライン（2018年改訂版）
https://www.j-circ.or.jp/cms/wp-content/uploads/2020/02/JCS2018_kimura.pdf
（2022.11.10 available）
3) 日本循環器学会 他：2020年 JCS ガイドライン フォーカスアップデート版 冠動脈疾患患者における抗血栓療法
https://www.j-circ.or.jp/cms/wp-content/uploads/2020/04/JCS2020_Kimura_Nakamura.pdf
（2022.11.10 available）
4) Foresi A, Cavigioli G, Signorelli G, Pozzoni MB, Olivieri D: Is the use of beta-blockers in COPD still an unresolved dilemma ? . Respiration; international review of thoracic diseases 2010; 80 (3): 177-187.
5) The Joint Commission: Specifications Manual for National Hospital Inpatient Quality Measures, Version 4.3b AMI-2 Aspirin Prescribed at Discharge.
http://www.jointcommission.org/assets/1/6/HIQR_Jan2014_v4_3b.zip
(2015.06.04 available)
6) The Joint Commission: Specifications Manual for National Hospital Inpatient Quality Measures, Version 4.3b AMI-5 Beta-Blocker Prescribed at Discharge.
http://www.jointcommission.org/assets/1/6/HIQR_Jan2014_v4_3b.zip
(2015.06.04 available)
7) The Joint Commission: Specifications Manual for National Hospital Inpatient Quality Measures, Version 4.3b AMI-10 Statin Prescribed at Discharge.
http://www.jointcommission.org/assets/1/6/HIQR_Jan2014_v4_3b.zip
(2015.06.04 available)
8) Hector MM, Christopher PC, Xin Z, et al.: Quality of acute myocardial infarction care and outcomes in 33, 997 patients aged 80 years or older: Findings from Get With The Guidelines-Coronary Artery Disease (GWTG-CAD). Am Heart j. 2011; 162(2): 283-290.

39 PCI後24時間以内の院内死亡率

第11章　心血管

医療の質を評価する側面：Structure / Process / **Outcome**

　狭心症の治療には、薬物による内科的治療、カテーテルによるPCI[*1]、冠動脈バイパス手術があります。また、急性心筋梗塞や不安定狭心症などの急性冠症候群（ACS[*2]）に対してもPCIが行われます。その成功率は、その施設の循環器チーム医療の質を表しており、医師の経験や技量、合併症発生時の対応などが反映されます。

*1 PCI（percutaneous coronary intervention：経皮的冠動脈形成術）
*2 ACS（acute coronary syndrome）

PCI後24時間以内の院内死亡率
Mortality rate within 24 hours after PCI

年	分子/分母	率(%)
'04	6/227	2.64
'05	1/207	0.48
'06	3/152	1.97
'07	2/220	0.91
'08	1/232	0.43
'09	3/215	1.40
'10	2/319	0.63
'11	2/529	0.38
'12	1/384	0.26
'13	1/337	0.30
'14	1/310	0.32
'15	0/350	0.00
'16	1/309	0.32
'17	2/280	0.71
'18	0/321	0.00
'19	1/274	0.36
'20	3/250	1.20
2021	分子5人/分母287人	1.74%
参考値[1)]	分子13,212人/分母444,482人	2.97%

● 当院値の定義・計算方法
分子：分母のうちの24時間以内の院内死亡患者数
分母：40歳以上のPCI（緊急を含む）実施入院患者数

● 参考値の定義・計算方法[2)]
分子：Number of deaths (DISP=20) among cases meeting the inclusion and exclusion rules for the denominator
分母：Discharges, age 40 years and older, with ICD-9-CM PTCA code procedure

参考文献
1) Agency for Healthcare Research and Quality: INPATIENT QUALITY INDICATORS (IQI) BENCHMARK DATA TABLES,v2021. https://qualityindicators.ahrq.gov/Downloads/Modules/IQI/V2021/Version_2021_Benchmark_Tables_IQI.pdf (2022.06.20 available)

2) Agency for Healthcare Research and Quality: Inpatient quality indicator 30(IQI30) percutaneous coronary intervention(PCI) mortality rate https://www.qualityindicators.ahrq.gov/Downloads/Modules/IQI/V2021/TechSpecs/IQI_30_Percutaneous_Coronary_Intervention_(PCI)_Mortality_Rate.pdf (2022.06.20 available)

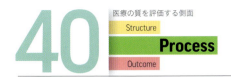

第11章 心血管

40 心不全入院患者における左室機能評価

循環器領域では医療の質を示す指標としてパフォーマンス指標が用意されており、心不全も例外ではありません[2]。この指標も心不全のパフォーマンス指標の1つとして挙げられています。その理由として、心不全において左室収縮機能を評価するのは、エビデンスに基づく治療を行うために絶対に必要であるからです。過去の心不全治療の歴史においてエビデンスに基づく治療で明らかにクラスⅠとされているものは限られ、ACE-I/ARB、β-遮断薬、ミネラルコルチコイド受容体拮抗薬(MRA)、および新規薬剤としてアンジオテンシン受容体ネプリライシン阻害薬(ARNI)、SGLT2阻害薬が左室駆出率(Ejection fraction：EF)の低下している患者で有効とされています[3)4)5]。そのため、左室収縮機能を確認することは、エビデンスに基づく治療を行うための最低限の必要事項であり、医療の質を示す1つの指標であることは妥当です。

心不全入院患者における左室機能評価
Evaluation of LVS function

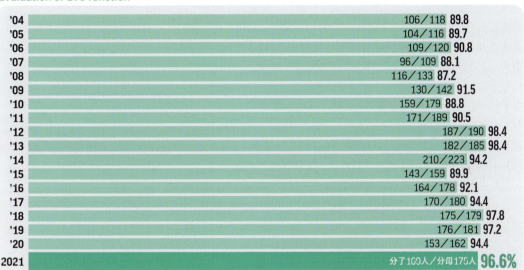

● 当院値の定義・計算方法
分子：入院前3か月から退院までに心エコー検査を実施した患者数、または、入院前3か月から退院までに退院後3か月内の心エコー検査の依頼をしている患者数
分母：心不全入院患者数
分母除外：死亡退院患者、在院日数が120日以上の患者（2014年までは慢性心不全やその入院で症状がないものをカルテレビューにて除外）

● 参考値の定義・計算方法[1]
分子：Heart failure patients with documentation in the hospital record that LVS function was evaluated before arrival, during hospitalization, or is planned for after discharge
分母：Heart failure patients

クリニカルパスでの継続的な評価、心エコー検査時の測定結果の記録、入院後早期の評価を周知徹底

当院でも、正式な形での心機能評価を行っていない患者が散見されました。そのような患者においても、多くの場合、入院時に医師による心エコー検査を行っています。しかし、これは医師の自由意思による行為であり標準化されておらず、当院でも施行した記録は一部電子カルテ上に残るものの、記載漏れがあることや、測定項目などのバリエーションが多く、統一されていないことは大きな問題です。

40 心不全入院患者における左室機能評価

第11章 心血管

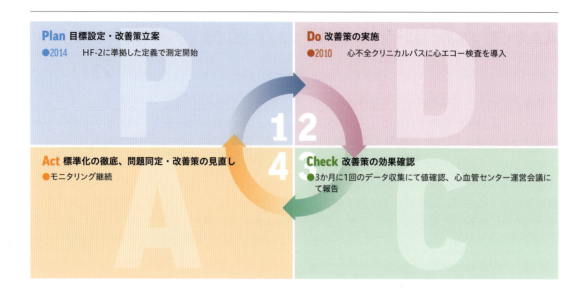

　当院では2010年にクリニカルパスを作成し、医師間での差をなくすことで、できる限りエビデンスに基づく管理・治療を最低限行える仕組みを作成しました。心エコー検査もその1つです。その影響か、2012年からは明らかに数値は改善しています。

　しかし、それでも100％に満たない条件を確認してみたところ、以下のパターンが認められました。

(1) 急性期転院
(2) 急性期死亡
(3) 心不全が軽度で短期間すぎたため、後日外来で評価
(4) 3～6か月までの心エコー検査記録があるため施行していない

　この評価のみで、入院期間に治療を行っている現実が再認識されました。急性期転院、急性期死亡の症例では、医師による心機能評価の明確な記載および、かなり以前の心機能評価を用いることの問題点は明らかです。可能な限り100％に近くあるべきです。

　基本的には、クリニカルパスにより忘れずに評価するというシステムでの解決策は継続的に検討していく必要があるでしょう。医師による心エコー検査施行時にModified simpson法を正式に評価できる場合は記載し、難しい場合は心エコー検査オーダー実施を再度周知徹底します。

　本指標は比較的高い水準で推移していますが、理想的には100％を目指していくべき指標と考えています。今後も引き続き医療者間で周知徹底を進めていきます。

参考文献

1) The Joint Commission: Specifications Manual for National Hospital Inpatient Quality Measures, Version 4.3b HF-2 Evaluation of LVS Function. http://www.jointcommission.org/assets/1/6/HIQR_Jan2014_v4_3b.zip (2015.06.04 available)

2) Bonow RO, Ganiats TG, Beam CT, et al.: ACCF/AHA/AMA-PCPI 2011 performance measures for adults with heart failure: a report of the American College of Cardiology Foundation/American Heart Association Task Force on Performance Measures and the American Medical Association-Physician Consortium for Performance Improvement. Circulation. 2012; 125 (19): 2382-2401.

3) Paul A. et al.: 2022 AHA/ACC/HFSA Guideline for the Management of Heart Failure: A Report of the American College of Cardiology/American Heart Association Joint Committee on Clinical Practice Guidelines. Circulation. 2022; 145: e895-e1032.

4) 日本循環器学会, 日本心不全学会合同ガイドライン：急性・慢性心不全診療ガイドライン(2017年改訂版) https://www.j-circ.or.jp/cms/wp-content/uploads/2017/06/JCS2017_tsutsui_h.pdf (2022.09.29 available)

5) 日本循環器学会, 日本心不全学会合同ガイドライン：2021年JCS/JHFSガイドラインフォーカスアップデート版 急性・慢性心不全診療 https://www.j-circ.or.jp/cms/wp-content/uploads/2021/03/JCS2021_Tsutsui.pdf (2022.09.29 available)

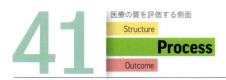

第11章 心血管

左室機能が悪い心不全入院患者への ACE-I/ARB/ARNI処方率・β-遮断薬処方率

　左室機能が悪い心不全入院患者へのACE-I/ARB/ARNI、β-遮断薬処方率は、循環器領域のパフォーマンス指標の1つであり、心不全における世界的な医療の質の1項目です。左室駆出率（Ejection fraction：EF）が低下した患者の治療方針において、ACE-I/ARB/ARNIおよびβ-遮断薬の効果はガイドラインでも明確に示されており、クラスⅠと強い推奨度です。[6)7)8)]

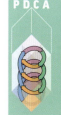

左室機能が悪い心不全入院患者への ACE-I/ARB/ARNI（ACE 阻害薬／アンジオテンシン受容体拮抗薬）処方率
ACE-I or ARB or ARNI for left ventricular systolic dysfunction (LVSD)

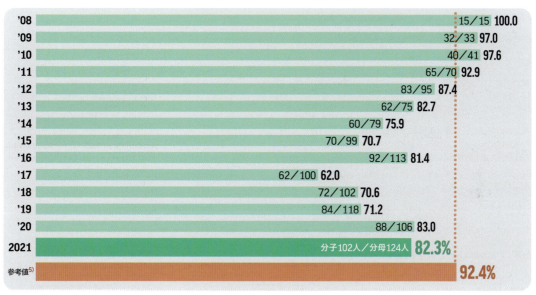

年	分子/分母	%
'08	15/15	100.0
'09	32/33	97.0
'10	40/41	97.6
'11	65/70	92.9
'12	83/95	87.4
'13	62/75	82.7
'14	60/79	75.9
'15	70/99	70.7
'16	92/113	81.4
'17	62/100	62.0
'18	72/102	70.6
'19	84/118	71.2
'20	88/106	83.0
2021	分子102人／分母124人	82.3%
参考値[5)]		92.4%

●当院値の定義・計算方法
【ACE-I/ARB/ARNI】
分子：入院中にACE-I/ARB/ARNIが処方された患者数
分母：18歳以上の左室機能が悪い（＝LVEFが40％未満）心不全入院患者数
分母除外：死亡退院患者、在院日数が120日以上の患者、慢性心不全やその入院で症状がないもの

●参考値の定義・計算方法[2)]
分子：Heart failure patients who are prescribed an ACE-I or ARB at hospital discharge
分母：Heart failure patients with LVSD

41 左室機能が悪い心不全入院患者への ACE-I/ARB/ARNI処方率・β-遮断薬処方率

第11章 心血管

左室機能が悪い心不全入院患者へのβ-遮断薬処方率
Beta-blocker therapy for left ventricular systolic dysfunction (LVSD)

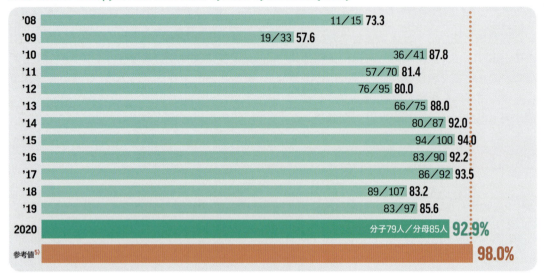

年	分子/分母	%
'08	11/15	73.3
'09	19/33	57.6
'10	36/41	87.8
'11	57/70	81.4
'12	76/95	80.0
'13	66/75	88.0
'14	80/87	92.0
'15	94/100	94.0
'16	83/90	92.2
'17	86/92	93.5
'18	89/107	83.2
'19	83/97	85.6
2020	分子79人/分母85人	92.9%
参考値[5]		98.0%

●当院値の定義・計算方法
【β-遮断薬】
- 分子：退院後1年以内にβ-遮断薬が処方された患者数
- 分母：18歳以上の左室機能が悪い（=LVEFが40%未満）心不全入院患者数
- 分母除外：死亡退院患者、慢性心不全やその入院で症状がないもの

●参考値の定義・計算方法 [1]
- 分子：Patients who were prescribed beta-blocker therapy either within a 12 months period when seen in the outpatient setting or at hospital discharge
- 分母：All patients aged 18 years and older with a diagnosis of heart failure with a current or prior LVEF < 40%

参考文献
1) American College of Cardiology Foundation (ACCF)/American Heart Association (AHA)/Physician Consortium for Performance Improvement® (PCPI™), Heart Failure Performance Measurement Set, ACCF/AHA Approved December 2010, PCPI Approved January 2011, Updated May 15, 2012.
http://www.ama-assn.org/ama1/pub/upload/mm/pcpi/hfset-12-5.pdf (2014.07.07 available)

2) The Joint Commission: Specifications Manual for National Hospital Inpatient Quality Measures, Version 4.3b HF-3 ACEI or ARB for LVSD.
http://www.jointcommission.org/assets/1/6/HIQR_Jan2014_v4_3b.zip (2015.06.04 available)

3) America's Hospitals: Improving Quality and Safety; The Joint Commission's Annual Report 2015.

4) Yancy CW, et al.: 2013 ACCF/AHA guideline for the management of heart failure: a report of the American College of Cardiology Foundation/American Heart Association Task Force on practice guidelines. Circulation. 2013;128(16): e240–327

5) Virani SS, Alonso A, Benjamin EJ, et al.: Heart Disease and Stroke Statistics-2020 Update: A Report From the American Heart Association, Circulation. 2020;141(9): e139–e596. (Unpublished American Heart Association tabulation, GWTG–HF, July 1, 2017, to June 30, 2018.)

6) Paul A. et al.: 2022 AHA/ACC/HFSA Guideline for the Management of Heart Failure: A Report of the American College of Cardiology/American Heart Association Joint Committee on Clinical Practice Guidelines. Circulation. 2022; 145: e895-e1032.

7) 日本循環器学会, 日本心不全学会合同ガイドライン：急性・慢性心不全診療ガイドライン（2017年改訂版）https://www.j-circ.or.jp/cms/wp-content/uploads/2017/06/JCS2017_tsutsui_h.pdf (2022.09.29 available)

8) 日本循環器学会, 日本心不全学会合同ガイドライン：2021年JCS/JHFSガイドラインフォーカスアップデート版 急性・慢性心不全診療 https://www.j-circ.or.jp/cms/wp-content/uploads/2021/03/JCS2021_Tsutsui.pdf (2022.09.29 available)

Plan 目標設定・改善策立案	**Do** 改善策の実施
●2014　HF-3に準拠した定義で測定開始	●2010　心不全クリニカルパスを用いて処方漏れの減少を狙う ●2012　β-遮断薬処方に関する診療科内でのフィードバック ●2014　腎臓内科とACE-I/ARB処方について検討
Act 標準化の徹底、問題同定・改善策の見直し	**Check** 改善策の効果確認
●モニタリング継続	●3か月に1回のデータ収集にて値確認、心血管センター運営会議にて報告

高齢の心不全患者における処方が予後を改善するか などについて検討し、今後の方針を決定

●ACE-I/ARB/ARNI

当院での処方率は2017年に一旦落ち込みましたが、その後は徐々に改善が見られ、2020年・2021年と再び80%を上回りました。処方できていない症例の理由を確認すると「腎機能障害があり導入できなかった」、「血圧が低い」、「単純に導入すべきであるが投与できなかった理由が見当たらない」というパターンに分類されました。

基本的に血管浮腫などの禁忌がないEF低下の心不全では投与すべきですが、ガイドラインで「慎重に投与する」という記載があるのは以下の場合です。

(1) 収縮期血圧＜80mmHg
(2) 血清クレアチニン（Cr）＞3mg/dL
(3) 血清カリウム（K）値＞5 mEq/L[1]

考慮すべきはCr＞3mg/dLの基準ですが、当院で処方されていなかった腎機能障害患者においてはほとんどがCr＜3mg/dLであり、当院のスタンスは慎重すぎるといえるかもしれません。ただし、腎臓内科との協議では高齢者心不全において、どこまで処方を継続することが本当に予後に関与するのか？透析はどう考えるのか？など、非常に多くの因子が関わっており、診療科を超えてどのように治療していくのがベストかという答えはまだ出せない状況です。なお、処方できていない症例を確認すると、半数以上が循環器内科以外での入院症例であることが確認されました。心不全治療に対する基本的な考えが院内で周知できているとはいえず、今後はこれを全病院的に周知していくことが重要だと考えます。また、中には90歳を超える方や血圧の低い末期心不全の方も含まれており、超高齢者や予後不良患者に対しどこまでこれらの薬剤を投与し続ける必要があるのか？などを考慮しながら検討していきたいと考えています。

●β-遮断薬

β-遮断薬の処方率は、ここ数年やや伸び悩んでいましたが、直近のデータでは再び90%を超える高い水準を保っています。処方できていない理由に関して後ろ向きに検討したところ、「患者が高齢である」もしくは「心機能低下・徐脈・血圧低下などにより、処方するタイミングを逸している」という2つのパターンを認めました。

特に重症心不全患者の血圧は個別に検討する必要があり、明らかな臓器還流不全を有さない低血圧については許容可能であり、β-遮断薬の導入をためらうべきではないと考えます。また、全体の左室機能が悪い心不全入院患者数も年々増加傾向にあり、心不全パンデミックといわれる昨今の状況を反映していると考えます。

今後もこのような心不全患者における積極的なβ-遮断薬の処方について、診療科内で理解を深める必要があるでしょう。

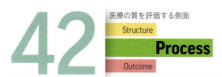

第11章　心血管

42 心不全入院患者における退院後予約割合

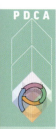

心不全における再入院は世界的に大きな問題で、再入院の予防においては欧米のガイドラインでも「包括的退院企画と退院後サポート」が重要であるといわれています[2]。循環器領域のパフォーマンス指標でも1項目として取り上げられ、その中でも、7日以内の早期外来フォローは再入院を減少させるとしています[3]。そのため、適切な退院後管理の中で退院後予約の割合は、医療の質を示す1つの指標として妥当であると考えられます。

心不全入院患者における退院後予約割合
Post-discharge appointment for heart failure inpatients

7日以内

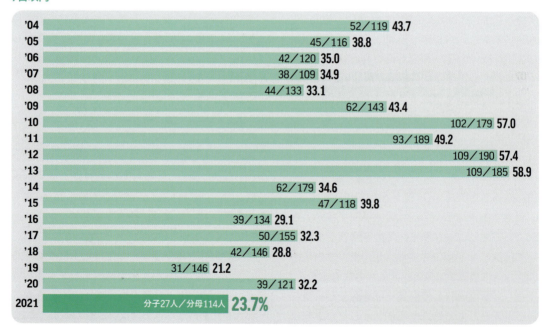

年	分子/分母	%
'04	52/119	43.7
'05	45/116	38.8
'06	42/120	35.0
'07	38/109	34.9
'08	44/133	33.1
'09	62/143	43.4
'10	102/179	57.0
'11	93/189	49.2
'12	109/190	57.4
'13	109/185	58.9
'14	62/179	34.6
'15	47/118	39.8
'16	39/134	29.1
'17	50/155	32.3
'18	42/146	28.8
'19	31/146	21.2
'20	39/121	32.2
2021	分子27人/分母114人	23.7%

●当院値の定義・計算方法
分子：退院から7日以内（1か月以内）の再診予約がある患者数
分母：心不全入院患者数
分母除外：死亡退院患者（2014年までは慢性心不全やその入院で症状がないものをカルテレビューにて除外）

●参考値の定義・計算方法[1]
分子：Patients for whom a follow up appointment was scheduled and documented including location, date and time for either:
・An office visit for management of heart failure with a physician OR advanced practice nurse OR physician assistant OR
・A home health visit for management of heart failure

分母：All patients, regardless of age, discharged from an inpatient facility (ie, hospital inpatient or observation) to ambulatory care (home/self care) or home health care with a principal discharge diagnosis of heart failure

Plan 目標設定・改善策立案	Do 改善策の実施
●2014　測定開始	●2014　診療科内でフィードバック

Act 標準化の徹底、問題同定・改善策の見直し	Check 改善策の効果確認
●モニタリング継続	●3か月に1回のデータ収集にて値確認、心血管センター運営会議にて報告

1か月以内

年	分子/分母	%
'04	99／119	83.2
'05	94／116	81.0
'06	100／120	83.3
'07	90／109	82.6
'08	107／133	80.5
'09	112／143	78.3
'10	148／179	82.7
'11	161／189	85.2
'12	165／190	86.8
'13	154／185	83.2
'14	126／179	70.4
'15	95／118	80.5
'16	92／134	68.7
'17	118／155	76.1
'18	109／146	74.7
'19	97／146	66.4
'20	98／121	81.0
2021	分子89人／分母114人	78.1%

退院後7日以内の再受診の必要性について
データを集約、当院からデータをアウトプット

2013年には8割ほどであった指標（1か月以内）が、2016年以降やや低調に推移していましたが、2020年には2015年以来の80%を超えるところまで改善がみられています。実際に退院後の1か月以内に外来予約をしていない患者を振り返ってみたところ、転院や近医に直接継続加療を依頼している患者がほとんどでした。このように、転院や近医への移動はこの指標における数値として除外すべきかどうかに関しては、パフォーマンス指標では示されていません。

一方で、当院における退院後7日以内の再診予約は、転院や近医への紹介患者を除いても6割から2～3割に減少してきています。この数値は欧米と比較するとかなり低く、われわれの実臨床の振り返りが必要であると考えられますが、社会背景の違いもあるためこれらの数値の単純比較は困難です。

欧米で退院後早期の再受診が多い理由の1つとして、欧米では点滴治療を含めた積極的な医療介入を行うことが許された在宅看護・医療システムが充実していることを背景に、入院患者をできるだけ早期に自宅退院させ、自宅および外来での治療を継続しているという点を理解しなくてはなりません。一方、日本は社会背景上、比較的安定するまで入院での治療を継続したうえで退院することが多いため、重症例を除き、退院後少し間隔をあけた外来予約を取得しているのかもしれません。その他の要因としては、退院調整後、当院を受診せず在宅医療が可能な近医へ依頼することが多くなった点が挙げられます。さらに、この指標を考察する場合に一番注意しなければならないのは、欧米での再入院率は1か月で30%近くであるのに対して、当院をはじめ日本では10%に満たない点です。

2020・2021年に関しては新型コロナウイルス感染症（COVID-19）の影響による病床制限の影響もあってか、心不全入院患者数が少なくなっていますが、国内データからも心不全患者の絶対数は近年着実に増加しています。心不全パンデミック時代において、患者・患者家族およびかかりつけ医への心不全教育の重要性がさらに高まってきていると考えられます。

この指標に関しては、再入院率が欧米に比べて低い日本において、7日以内の再受診の必要性について、データの集約が必要であると考えられます。当院からこのようなデータをアウトプットしていくことを考えています。

参考文献

1) American College of Cardiology Foundation (ACCF)/American Heart Association (AHA)/Physician Consortium for Performance Improvement® (PCPI™), Heart Failure Performance Measurement Set, ACCF/AHA Approved December 2010, PCPI Approved January 2011, Updated May 15, 2012. http://www.ama-assn.org/ama1/pub/upload/mm/pcpi/hfset-12-5.pdf (2014.07.07 available)

2) Bonow RO, Ganiats TG, Beam CT, Blake K, Casey DE Jr, Goodlin SJ, Grady KL, Hundley RF, Jessup M, Lynn TE, Masoudi FA, Nilasena D, Pina IL, Rockswold PD, Sadwin LB, Sikkema JD, Sincak CA, Spertus J, Torcson PJ, Torres E, Williams MV, Wong JB: ACCF/AHA/AMA-PCPI 2011 performance measures for adults with heart failure: a report of the American College of Cardiology Foundation/American Heart Association Task Force on Performance Measures and the American Medical Association-Physician Consortium for Performance Improvement. Circulation. 2012; 125 (19): 2382-2401.

3) Yancy CW, et al.: 2013 ACCF/AHA guideline for the management of heart failure: a report of the American College of Cardiology Foundation/American Heart Association Task Force on practice guidelines. Circulation. 2013; 128(16): e240-327.

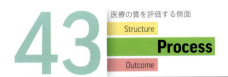

第11章　心血管

心不全患者における退院後の治療計画記載率

　心不全再入院は世界的に大きな問題で、再入院の予防においては欧米でのガイドラインでも「包括的退院企画と退院後サポート」が重要であるといわれています[2]。循環器領域のパフォーマンス指標でも1項目として取り上げられており、包括的な退院企画の中で、身体活動度、食事、退院時処方薬、外来受診予約、体重モニタリング、症状悪化時の対応などについてしっかり教育できているかということは重要です[3]。

　実際に、再入院率低下には患者教育が必要で、退院後計画の立案は医療の質における指標として妥当であると考えられます。本指標は、コメディカルスタッフの協力で非常に高い水準で保たれており、今後もこの状態を維持していくことが重要と考えています。

心不全患者における退院後の治療計画記載率
Discharge instructions to heart failure patients

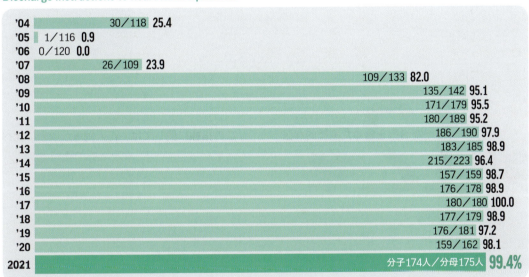

年	分子/分母	%
'04	30/118	25.4
'05	1/116	0.9
'06	0/120	0.0
'07	26/109	23.9
'08	109/133	82.0
'09	135/142	95.1
'10	171/179	95.5
'11	180/189	95.2
'12	186/190	97.9
'13	183/185	98.9
'14	215/223	96.4
'15	157/159	98.7
'16	176/178	98.9
'17	180/180	100.0
'18	177/179	98.9
'19	176/181	97.2
'20	159/162	98.1
2021	分子174人/分母175人	99.4%

●当院値の定義・計算方法
分子：入院中に退院計画書を作成した患者数
分母：18歳以上の心不全入院患者数
分母除外：死亡退院患者、在院日数が120日以上の患者（2014年までは慢性心不全やその入院で症状がないものをカルテレビュー後に除外）

●参考値の定義・計算方法[1]
分子：Heart failure patients with documentation that they or their caregivers were given written discharge instructions or other educational material addressing all of the following:
1. activity level
2. diet
3. discharge medications
4. follow-up appointment
5. weight monitoring
6. what to do if symptoms worsen

分母：Heart failure patients discharged home

参考文献
1) The Joint Commission: Specifications Manual for National Hospital Inpatient Quality Measures, Version 4.3b HF-1 Discharge Instructions. http://www.jointcommission.org/assets/1/6/HIQR_Jan2014_v4_3b.zip (2015.06.04 available)
2) Bonow RO, Ganiats TG, Beam CT, et al.: ACCF/AHA/AMA-PCPI 2011 performance measures for adults with heart failure: a report of the American College of Cardiology Foundation/American Heart Association Task Force on Performance Measures and the American Medical Association-Physician Consortium for Performance Improvement. Circulation. 2012; 125(19): 2382-2401.
3) Yancy CW, et al.: 2013 ACCF/AHA guideline for the management of heart failure: a report of the American College of Cardiology Foundation/American Heart Association Task Force on practice guidelines. Circulation. 2013; 128(16): e240-327.
4) VanSuch M, Naessens JM, Stroebel RJ, Huddleston JM, Williams AR.: Effect of discharge instructions on readmission of hospitalised patients with heart failure: do all of the Joint Commission on Accreditation of Healthcare Organizations heart failure core measures reflect better care?. Qual Saf Health Care. 2006; 15(6), 414-417.

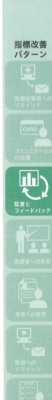

感染管理

第12章

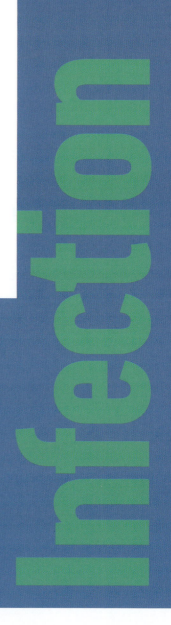

44	中心ライン関連血流感染（CLABSI）発生率
45	膀胱留置カテーテル関連尿路感染（CAUTI）発生率
46	人工呼吸器関連イベント（VAE）発生率
47	メチシリン耐性黄色ブドウ球菌（MRSA）菌血症発生率
48	クロストリディオイデス・ディフィシル トキシン陽性患者発生率
49	手指衛生実施率
50	手術部位感染（SSI）発生率

Control

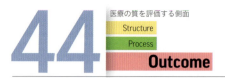

第12章 感染管理

中心ライン関連血流感染（CLABSI）発生率

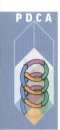

CLABSI（Central line-associated bloodstream infection：中心ライン関連血流感染）を発症した患者は重症化しやすく、死亡リスクは最大25％に上ります[2]。CLABSIのリスクは医療機関、部署、患者の特性に左右されますが、エビデンスレベルが高い予防策の実施により、CLABSIの65〜70％は予防可能と推計されています[3]。

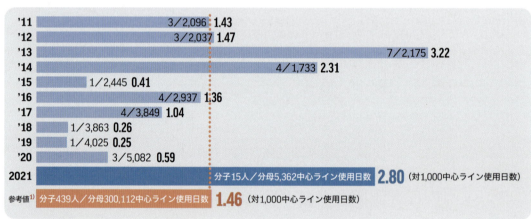

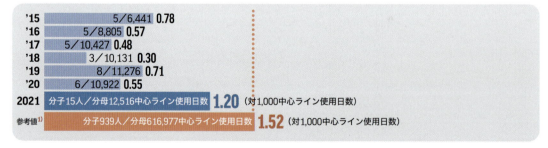

● 当院値の定義・計算方法
分子：分母と同じ1年間に、日本環境感染学会JHAIS（Japanese Healthcare Associated Infections Surveillance）委員会のCLABSI判定基準のうち、検査確認された血流感染（Laboratory-confirmed blood stream Infection：LCBI）に合致した入院患者数
分母：1年間の入院患者における延べ中心ライン使用日数

● 参考値の定義・計算方法[1]
分子：JHAIS委員会 医療器具関連感染サーベイランス事業に参加する病院の集中治療室および急性期一般病床において、2019年1月1日〜2021年12月31日までに同委員会のCLABSI判定基準（臨床的敗血症なし）に合致した患者数

分母：左記病院の集中治療室および急性期一般病床において、2019年1月1日〜2021年12月31日の延べ中心ライン使用日数

Plan 目標設定・改善策立案

● CLABSI発生率が2020年度のCLABSI発生率を下回ることを目標とする

Do 改善策の実施

● 2010年度　集中治療領域を対象にCLABSI発生率の定期的な測定とフィードバックを開始

● 2011年度　全病棟を対象にCLABSI発生率の定期的な測定とフィードバックを開始

● 2012年度　中心ライン挿入部位の皮膚消毒に1%クロルヘキシジンアルコールの使用を開始

● 2012年度　中心ライン挿入ケアバンドルを導入し、実施率の測定とフィードバックを開始

● 2015年度　中心ライン挿入ケアバンドルおよびその後に行うCLABSI予防策の実施状況を直接観察法で確認するオーディットを開始し、実施率の定期的なフィードバックを開始

● 2016年度　中心ライン挿入部位の皮膚消毒にアプリケータ入り1.5%オラネキシジングルコン酸塩液の使用を開始

● 2017年度　オーディットを継続するとともに、集中治療領域におけるライン挿入部の管理方法を見直し

● 2020年度　輸液ラインアクセスポートに接続するアルコール含浸キャップの使用開始

● 2021年度　中心ライン留置用ナビゲーションシステムの導入による挿入手技に要する時間の短縮およびライン挿入チーム設置に関する検討を開始

● 2022年度　集中治療領域を対象にクロルヘキシジンによる全身清拭のトライアルを開始

● 2022年度　中心ライン挿入時のオーディットに加え、挿入中の管理状況に関するオーディットを開始

Act 標準化の徹底、問題同定・改善策の見直し

● CLABSI発生率の定期的な測定とフィードバック
● CLABSI予防を目的とした中心ライン挿入時バンドル実施率の定期的な測定とフィードバック
● 中心ライン挿入中の患者に実施するCLABSI予防策実施率の定期的な測定とフィードバック

Check 改善策の効果確認

● CLABSI発生率の経時的変化を確認するとともに参考値と比較する

今後も血流感染予防策を確実に実施し、CLABSI発生率の低減へ

　2021年度のCLABSI発生率は、集中治療領域で2020年度よりも高い値となり、参考値を上回りました。一般病棟は引き続き参考値を下回っているものの、発生率は上昇傾向を示しています。発生率の上昇は一部の部門に偏る傾向があり、それらの部門を中心に改善を図る必要があります。

　2022年度は、更新されたCLABSI予防戦略に基づき、集中治療領域および血液内科病棟でのクロルヘキシジンによる全身清拭の導入を試みています[4]。また、中心ライン挿入中の適切な管理の徹底を目指し、オーディットを強化していきます。

参考文献

1) 日本環境感染学会JHAIS委員会 医療器具関連感染サーベイランス 2019年1月〜2021年12月データサマリー http://www.kankyokansen.org/uploads/uploads/files/jsipc/jhais_device-summary2021.12.pdf (2022.07.03 available)

2) Centers for Disease Control and Prevention：Guidelines for the Prevention of Intravascular Catheter-Related Infections, 2011. https://www.cdc.gov/mmwr/preview/mmwrhtml/rr5110a1.htm (2022.07.03 available)

3) Umscheid CA, Mitchell MD, Doshi JA, et al.: Estimating the proportion of healthcare-associated infections that are reasonably preventable and the related mortality and costs. Infect Control Hosp Epidemiol. 2011；32（2）：101-114.

4) Buetti N, Marschall J, Drees M, et al. Strategies to prevent central line-associated bloodstream infections in acute-care hospitals: 2022 Update. Infect Control Hosp Epidemiol. 2022; 43（5）; 1–17.

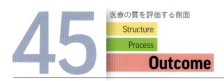

第12章 感染管理

膀胱留置カテーテル関連尿路感染（CAUTI）発生率

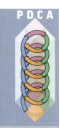

入院後に起こる尿路感染の約70～80％が膀胱留置カテーテル関連尿路感染（Catheter-associated urinary tract infection：CAUTI）です[2)3)]。また、膀胱留置カテーテル（以下、カテーテル）を使用する患者が細菌尿を起こす確率は、留置1日につき3～10％であり、30日目には100％に至ります[4)5)]。このうち10～25％に尿路感染の症状を認め、さらにその0.4～4％が二次的血流感染を起こすと報告されています[6)7)8)]。

一方、エビデンスレベルが高い対策の実施により、CAUTIの65～70％は予防可能と推計されています[9)]。特に近年はカテーテルの適応基準を明確にして、適応となる患者に限り使用し、不要になり次第速やかに抜去するための対策を講じることが推奨されています[10)]。

膀胱留置カテーテル関連尿路感染（CAUTI）発生率
Catheter-associated urinary tract infection

集中治療室（ステップダウンユニットを含む） *値：対1,000膀胱留置カテーテル使用日数

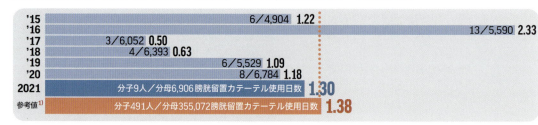

急性期一般病床 *値：対1,000膀胱留置カテーテル使用日数

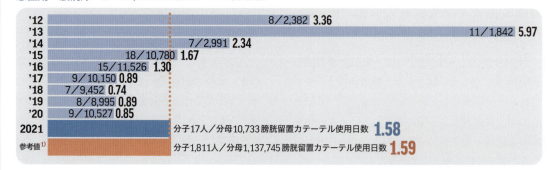

● 当院値の定義・計算方法
- 分子：分母と同じ1年間に、日本環境感染学会JHAIS（Japanese Healthcare Associated Infections Surveillance）委員会 医療器具関連感染サーベイランス部門による、CAUTI判定基準に合致した入院患者数
- 分母：1年間の入院患者における延べ膀胱留置カテーテル使用日数

● 参考値の定義・計算方法[1)]
- 分子：JHAIS委員会 医療器具関連感染サーベイランス部門に参加する病院の集中治療室および急性期一般病床において、2019年1月1日～2021年12月31日に同委員会のCAUTI判定基準に合致した患者数
- 分母：上記病院の集中治療室および急性期一般病床における2019年1月1日～2021年12月31日の延べカテーテル使用日数

参考文献
1) 日本環境感染学会JHAIS委員会 医療器具関連感染サーベイランス 2019年1月～2021年12月データサマリー http://www.kankyokansen.org/uploads/uploads/files/jsipc/jhais_device-summary2021.12.pdf (2022.09.02 available)
2) Saint S, Chenoweth CE: Biofilms and catheter-associated urinary tract infections. Infect Dis Clin North Am. 2003; 17(2): 411-432.
3) Rutala WA, et al.: Incidence of catheter-associated and non-catheter-associated urinary tract infections in

Plan 目標設定・改善策立案	Do 改善策の実施
●CAUTI発生率が2020年度のCAUTI発生率を下回ることを目標とする	●2011年度 脳神経外科病棟を対象にCAUTI発生率の定期的な測定とフィードバックを開始
	●2011年度 臨床診断意思決定（Clinical Decision Support：CDS）システムを活用したカテーテル抜去リマインダーの送信を開始
	●2012年度 全病棟を対象にCAUTI発生率の定期的な測定とフィードバックを開始
Act 標準化の徹底、問題同定・改善策の見直し	●2013年度 カテーテルの不適切な使用および抜去後の安易な再挿入を防ぐために、カテーテルの適応基準と抜去後に自排尿を認めない場合の対応手順を示したフローチャート（膀胱留置カテーテル抜去フロー）を導入
●CAUTI発生率の定期的な測定とフィードバックを継続	●2014年度 親水性銀コーティング膀胱留置カテーテルを採用
●CAUTI予防策実施率の定期的な測定とフィードバックを継続	●2015年度 CAUTI予防策の実施状況を直接観察法で確認するオーディットを開始し、実施率の定期的なフィードバックを開始
●各病棟におけるDaily Assessmentの実施を継続	
●患者・家族に対するCAUTI予防啓発活動を継続	●2016年度 カテーテルを使用中の全入院患者について、病棟インチャージナースと患者担当医が1日1回、カテーテルの必要性を評価し、不要な場合は速やかに抜去する取り組み（Daily Assessment）を開始
●カテーテルの不必要な使用の回避、早期抜去、代替法の活用を推進	
	●2017年度 適応患者に膀胱留置カテーテルの代替法（残尿測定器を併用した間欠的導尿やコンドーム型採尿器の使用）を推進するとともに、CAUTIのリスクと予防策に関する患者・家族向け啓発資料を入院時に配布する運用を開始
Check 改善策の効果確認	●2018年度 排尿ケアチームと協働しながら早期抜去フローを改訂し、研修会を開催
●CAUTI発生率の経時的変化を確認するとともに参考値と比較する	●2019年度 研修医オリエンテーションプログラムに膀胱留置カテーテル挿入・管理および間欠的導尿の実技演習を追加
	●2022年度 CAUTIの要因分析を実施した。また、膀胱留置カテーテル挿入時オーディットに加え、挿入中の管理状況を確認するオーディットを開始

感染対策チームが排尿ケアチームと協働し、カテーテル早期抜去の取り組みを推進

過去の研究によると、カテーテル留置中の入院患者の約20％には、適応がないにもかかわらずカテーテルが留置されており、医師や看護師はカテーテルの存在を失念しやすいことがわかっています[11)12)]。当院では、感染対策チームが排尿ケアチームと協働しながら、カテーテル早期抜去の取り組みを推進しています。具体的には、挿入時および挿入中に必要性を評価し、カテーテルに代わる排泄手段について助言を行っています。

集中治療室では早期抜去が困難な場合が多く、挿入時や留置中の感染対策を強化する必要があります。その一環として2019年度以降は挿入手技を実施する機会が多い研修医の教育にも力を入れています。2022年度は、当院においてCAUTIの要因となっている導尿間隔や便失禁のケアを職員研修に組み入れ、カテーテル挿入時に加え、挿入中のオーディットを強化することを通して、管理の徹底を目指します。

a healthcare system. Infect Control Hosp Epidemiol. 2011; 32(8): 822-823.

4) Warren JW, Platt R, Thomas RJ, et al.: Antibiotic irrigation and catheter-associated urinary-tract infections. N Engl J Med. 1978; 299(11): 570-573.

5) Haley RW, Hooton TM, Culver DH, et al.: Nosocomial infections in U.S. hospitals, 1975-1976: estimated frequency by selected characteristics of patients. Am J Med. 1981; 70(4): 947-959.

6) Tambyah PA, Maki DG: Catheter-associated urinary tract infection is rarely symptomatic: a prospective study of 1,497 catheterized patients. Arch Intern Med. 2000; 160(5): 678-682.

7) Saint S: Clinical and economic consequences of nosocomial catheter-related bacteriuria. Am J Infect Control. 2000; 28(1): 68-75.

8) Leuck AM, Wright D, Ellingson L, et al.: Complications of Foley catheters--is infection the greatest risk?. J Urol. 2012; 187(5): 1662-1666.

9) Umscheid CA, Mitchell MD, Doshi JA, et al.: Estimating the proportion of healthcare-associated infections that are reasonably preventable and the related mortality and costs. Infect Control Hosp Epidemiol. 2011; 32(2) : 101-114.

10) Agency for Healthcare Research and Quality: Appendix K. Infographic Poster on CAUTI Prevention. Content last reviewed October 2015.

http://www.ahrq.gov/professionals/quality-patient-safety/hais/cauti-tools/impl-guide/implementation-guide-appendix-k.html (2022.07.03 available)

11) Jain P, Parada JP, David A, et al.: Overuse of the indwelling urinary tract catheter in hospitalized medical patients. Arch Intern Med. 1995; 155(13): 1425-1429.

12) Saint S, Wiese J, Amory JK, et al.: Are physicians aware of which of their patients have indwelling urinary catheters? Am J Med. 2000; 109(6): 476-480.

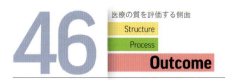

第12章 感染管理

人工呼吸器関連イベント（VAE）発生率

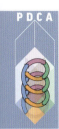

人工呼吸器関連イベント（Ventilator-Associated Events：VAE）とは、以前の人工呼吸器関連肺炎（Ventilator-Associated Pneumonia：VAP）に代わる医療関連感染の指標です。

VAEは、人工呼吸器の使用に関連して起こる肺炎を含むイベントであり、VAC（Ventilator-Associated Condition：人工呼吸器関連状態）、IVAC（Infection-Related Ventilator-Associated Complication：感染関連性人工呼吸器関連合併症）、PVAP（Possible VAP：人工呼吸器関連肺炎可能性例）の3層で構成されています。VACは感染症に限らない原因による酸素化悪化を示す状態、IVACはVACに加えて感染症所見を認め、PVAPはIVACに加え肺炎の微生物検査所見を認める状態とも言い換えることができます。

人工呼吸器の装着には次のような感染症のリスクがあります[1]。

（1）人工呼吸器を48時間以上装着した患者の約10～20%が肺炎を発症する。
（2）人工呼吸器を装着し、肺炎を発症した患者は、発症しなかった患者に比べ、死亡リスクが約2倍上昇する。
（3）肺炎を発症した人工呼吸器装着患者は、集中治療室（ICU）への入室期間が約6日間延長し、1万ドル以上の追加医療費が発生する。

以上から、VAEを予防することにより、重症化や死亡、入院期間の延長などの疾病負荷を軽減することが可能です。

人工呼吸器関連イベント（VAE）発生率　Ventilator-associated events

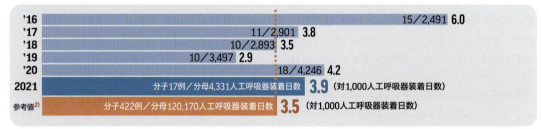

感染関連性人工呼吸器関連合併症（IVAC）、人工呼吸器関連肺炎可能性例（PVAP）発生率
Infection-related ventilator-associated complication, Possible ventilator-associated pneumonia

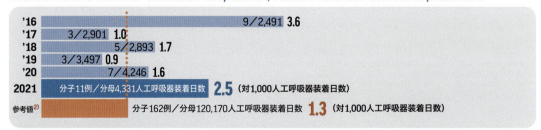

●当院値の定義・計算方法
分子：分母と同じ1年間に集中治療領域において、日本環境感染学会JHAIS（Japanese Healthcare Associated Infections Surveillance）委員会 医療器具関連感染サーベイランス部門によるVAE判定基準に合致したVAE（グラフ上：VAC、IVAC、PVAPの合計／グラフ下：IVAC、PVAPの合計）件数

分母：1年間の集中治療領域における延べ人工呼吸器使用日数

●参考値の定義・計算方法[2]
分子：JHAIS委員会 医療器具関連感染サーベイランス事業に参加する病院のクリティカルケア（第1層）に分類される、2019年1月1日～2021年12月31日までに同委員会のVAE判定基準に合致したVAE（グラフ上：VAC、IVAC、PVAPの合計／グラフ下：IVAC、PVAPの合計）患者数

分母：上記病院の集中治療室における、2019年1月1日～2021年12月31日までの延べ人工呼吸器使用日数

Plan 目標設定・改善策立案
- VAE発生率が日本環境感染学会JHAIS委員会[2]の平均VAE（VAC、IVAC、PVAP）発生率未満となることを目標とする

Do 改善策の実施
- 2011年度　集中治療領域および全館を対象にVAP発生率の測定とフィードバックを開始
- 2012年度　集中治療領域においてVAP予防バンドル[3]を導入
- 2013年度　集中治療領域においてVAP予防バンドル実施率の測定とフィードバックを開始
- 2016年度　疾患定義をVAPからVAEに変更
- 2017年度　人工呼吸器離脱に関する3学会合同プロトコル[4]の周知およびVAP予防バンドルに準じたアセスメントを強化
- 2018年度　「気管挿管患者の口腔ケア実践ガイド」[5]（当時は学会Draft）に基づき、気管挿管患者の口腔ケアの標準化を図る
- 2018年度以降　VAEサーベイランス、VAPバンドルの知識に関するe-learningを対象領域に所属する医師・看護師へ実施

Act 標準化の徹底、問題同定・改善策の見直し
- VAE発生率の定期的な測定とフィードバック
- VAP予防バンドル実施率の定期的な測定とフィードバック
- VAP予防バンドル実施率の改善
- VAPバンドル内容の見直しによる早期離脱・離床の促進

Check 改善策の効果確認
- VAE発生率を定期的に確認するとともに参考値と比較する

VAE予防策として、VAE定義の再周知や VAPバンドルの重要項目について運用を見直す

当院では、2015年度まではVAP発生率を、2016年以降はVAE全体と区別して、VAEのうち、VACを除く、IVACとPVAPで構成するVAE発生率もモニタリングしています。2016年度には発生率の上昇を認めたため、2017年度にはVAP予防バンドルに加え、人工呼吸器離脱に関する3学会合同プロトコルを導入、周知しました。その結果、IVACとPVAP発生率は1,000人工呼吸器装着日数あたり2016年度3.6から2017年度1.0に減少しました。

2018年度以降、「気管挿管患者の口腔ケア実践ガイド」[5]（当時は学会Draft）に基づき、気管挿管患者の口腔ケアの標準化を図り、VAEサーベイランス・VAPバンドルに関するe-learningを周知の手段として活用しています。IVACとPVAP

の発生率は、2019年度0.9に減少しましたが、2020年度は新型コロナウイルス感染症（COVID-19）の流行も影響し、VAE発生率が4.2、IVACとPVAPの発生率も1.6と増加、年間の人工呼吸器使用日数も増加しました。2021年度は、VAE発生率は3.9へ減少しましたが、IVACとPVAPの発生率が2.5と増加し、人工呼吸器使用日数も増加、VAE発生率の参考値を上回っています。

今後、VAE発生率が増加傾向にある要因を患者層の変化や人工呼吸器管理や集中治療管理の視点から分析し、PICS（Post-Intensive Care Syndrome）予防やABCDEFバンドルに着目した内容を加えてVAPバンドルを見直し、より早期離脱と早期離床に向けたチーム医療の促進をしていきます。

参考文献
1) Safdar N, Dezfulian C, Collard HR, et al.: Clinical and economic consequences of ventilator-associated pneumonia: a systematic review. Crit Care Med. 2005; 33（10）: 2184-2193.
2) 日本環境感染学会JHAIS委員会 医療器具関連感染サーベイランス 2019年1月〜2021年12月データサマリー VAE（VAC. IVAC. PVAP）. http://www.kankyokansen.org/ uploads/uploads/files/jsipc/jhais_device-summary2021.12.pdf （2022.09.05 available）
3) 日本集中治療医学会 ICU機能評価委員会：人工呼吸関連肺炎予防バンドル2010改訂版（略：VAPバンドル）. http://www.jsicm.org/pdf/2010VAP.pdf （2022.09.05 available）
4) 日本集中治療医学会, 日本呼吸療法医学会, 日本クリティカルケア看護学会：人工呼吸器離脱に関する3学会合同プロトコル. 2015. https://www.jsicm.org/pdf/kokyuki_ridatsu1503b.pdf （2022.09.05 available）
5) 日本クリティカルケア看護学会 口腔ケア委員会：気管挿管患者の口腔ケア実践ガイド. 2021. https://www.jaccn.jp/guide/pdf/OralCareGuide_202102.pdf （2022.09.05 available）

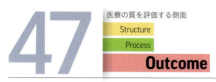

第12章 感染管理

メチシリン耐性黄色ブドウ球菌 (MRSA) 菌血症発生率

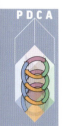

　メチシリン耐性黄色ブドウ球菌（MRSA）は、重症かつ侵襲性の高い皮膚・軟部組織感染、血流感染、肺炎などを引き起こします。メチシリン感受性黄色ブドウ球菌（MSSA）に比べてMRSA菌血症を起こした患者の死亡率は約2倍に上昇、入院期間は有意に長期化して医療費も増加すると報告されています[1)2)3)]。

　MRSAは汚染された手指や器具を介して接触伝播することから、手指衛生や適切な器具の取り扱いにより、保菌を防ぐことがMRSA菌血症の予防の第1段階です。

　また血管内留置カテーテルの使用はMRSA菌血症のリスクを高めることから、血管内留置カテーテルの清潔な挿入操作や管理、早期抜去も予防のために重要です[4)]。

メチシリン耐性黄色ブドウ球菌 (MRSA) 菌血症発生率
MRSA bacteremia

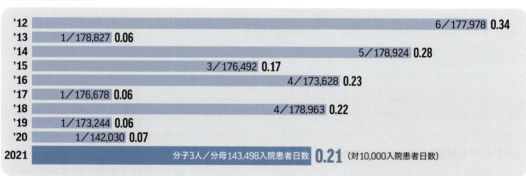

● 当院値の定義・計算方法
分子：分母と同じ1年間に、血液培養からMRSAが検出され、米国疾病対策センター（Centers for Disease Control and Prevention：CDC）、全米医療安全ネットワーク（National Healthcare Safety Network：NHSN）の検査で確定した血流感染（Laboratory-confirmed Bloodstream Infection：LCBI）判定基準に合致した患者数
分母：1年間の延べ入院患者日数

Plan 目標設定・改善策立案	**Do** 改善策の実施
●MRSA菌血症発生率が2020年度を下回ることを目標とする	●手指衛生実施率のモニタリングとフィードバック ●MRSA菌血症発生率のモニタリングとフィードバック ●中心ラインおよび末梢静脈カテーテル挿入時および挿入中に行う 　バンドル実施率の定期的な測定とフィードバック
Act 標準化の徹底、問題同定・改善策の見直し	**Check** 改善策の効果確認
●手指衛生実施率のモニタリングとフィードバックを継続 ●血流感染予防策実施率のモニタリングとフィードバックを継続し、 　実施率の低い対策について指導を強化	●MRSA菌血症発生率の経時的変化を確認

MRSA菌血症発生率を低く維持するために、手指衛生や血流感染予防策実施率を把握し、改善

　比較対象となるベースラインが国内に存在しないため、参考値はありません。当院の改善状況は発生率の経時的変化をみながら評価しています。当院におけるMRSA菌血症発生率は、1万入院患者日数あたり1.0件を下回っており、低い値で推移しています。

　2022年度より従来の対策に加えて、新たな血管内留置カテーテル関連血流感染予防策を導入しており、MRSA菌血症の予防につながることが期待されます。

参考文献

1) Cosgrove SE, Sakoulas G, Perencevich EN, et al.: Comparison of mortality associated with methicillin-resistant and methicillin-susceptible Staphylococcus aureus bacteremia: a meta-analysis. Clin Infect Dis. 2003 ; 36(1) : 53-59.

2) Cosgrove SE, Qi Y, Kaye KS, et al.: The impact of methicillin resistance in Staphylococcus aureus bacteremia on patient outcomes: mortality, length of stay, and hospital charges. Infect Control Hosp Epidemiol. 2005; 26(2): 166-174.

3) Nelson RE, Slayton RB, Stevens VW, et al.: Attributable Mortality of Healthcare-Associated Infections Due to Multidrug-Resistant Gram-Negative Bacteria and Methicillin-Resistant Staphylococcus Aureus. Infect Control Hosp Epidemiol. 2017; 38(7): 848-856.

4) Calfee DP, Salgado CD, Milstone AM, et al.: Strategies to prevent methicillin-resistant Staphylococcus aureus transmission and infection in acute care hospitals: 2014 update. Infect Control Hosp Epidemiol. 2014; 35(7): 772-796.

48 クロストリディオイデス・ディフィシル トキシン陽性患者発生率

医療の質を評価する側面：**Outcome**

第12章　感染管理

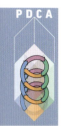

クロストリディオイデス・ディフィシル（*Clostridioides difficile*）は芽胞を形成する細菌であり、トキシンを産生することにより腸管粘膜に傷害と炎症を引き起こします。その結果起こる症状には、1日数回の下痢といった比較的軽症なものから、1日数十回の下痢と脱水、発熱を伴う偽膜性腸炎や、劇症型腸炎など重篤なものまであります。*C.difficile* は、人の手や器具を介して伝播します。消毒や乾燥に強く、環境表面に数か月間生存することができます。予防策として、手指衛生や有症状患者への接触予防策の実施、高頻度接触環境表面の消毒などを行います。

クロストリディオイデス・ディフィシル トキシン陽性患者発生率
Clostridioides difficile laboratory-identified events

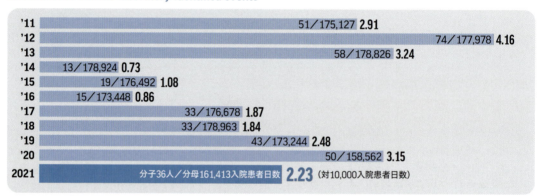

年	分子/分母	値
'11	51/175,127	2.91
'12	74/177,978	4.16
'13	58/178,826	3.24
'14	13/178,924	0.73
'15	19/176,492	1.08
'16	15/173,448	0.86
'17	33/176,678	1.87
'18	33/178,963	1.84
'19	43/173,244	2.48
'20	50/158,562	3.15
2021	分子36人／分母161,413入院患者日数	2.23（対10,000入院患者日数）

注）検査法の推移
* 2011年～2017年5月　トキシンA/Bを検出する迅速診断キットを用いた検査法
* 2017年6月～2019年10月　上記の検査でGDH（glutamate dehydrogenase: グルタミン酸脱水素酵素）抗原陽性・トキシン陰性となった便検体を培養し、発育したコロニーを用いて再度毒素の検出を行う2段階アルゴリズムを採用
* 2019年11月～　上記のプロトコルにおいて、毒素陰性となった場合に核酸増幅法（PCR）を実施する3段階アルゴリズムを採用

●当院値の定義・計算方法[1]
分子：分母と同じ1年間に、入院4日目以降または前回退院後28日以内に初めて *C.difficile* トキシン検査が陽性となった患者数
分母：1年間の延べ入院患者日数

参考文献
1) National Healthcare Safety Network (NHSN): Multidrug-Resistant Organism & Clostridioides difficile infection (MDRO/CDI) Module. 2022. https://www.cdc.gov/nhsn/pdfs/pscmanual/12pscmdro_cdadcurrent.pdf (2022.06.24 available)
2) McDonald LC, Gerding DN, Johnson S, et al.: Clinical Practice Guidelines for Clostridium difficile Infection in Adults and Children: 2017 Update by the Infectious Diseases Society of America (IDSA) and Society for Healthcare Epidemiology of America (SHEA). Clin Infect Dis. 2018; 66(7):e1-e48. https://www.idsociety.org/practice-guideline/clostridium-difficile/ (2022.06.24 available)

Plan 目標設定・改善策立案
- C.difficileトキシン陽性患者発生率が2020年度を下回ることを目標とする

Do 改善策の実施
- 手指衛生のモニタリングと実施率の改善
- C.difficile感染症が疑われる患者に対する接触予防策の実施
- C.difficile感染症が疑われる患者病室の高頻度接触環境表面を1日1回以上0.5％（5,000ppm）の塩素溶液で消毒
- C.difficile感染症が疑われる患者が使用した病室環境表面を退院清掃後に紫外線照射
- 培養検査およびPCR検査を併用しながらC.difficile感染症を把握

Act 標準化の徹底、問題同定・改善策の見直し
- Doに記載した対策の確実な実施により、発生率を低率に保つ

Check 改善策の効果確認
- C.difficileトキシン陽性患者発生率の経時的変化を確認

培養検査を併用しながらC.difficileトキシン陽性例を把握し、C.difficileの性質を踏まえた対策を継続

　CDI（クロストリディオイデス・ディフィシル感染症）が疑われる患者には、C.difficileが産生するトキシンを検出する迅速診断キットを用いた検査を行うことが一般的です。近年はGDH（glutamate dehydrogenase：グルタミン酸脱水素酵素）抗原とトキシンの両方を同時に検出するキットが広く活用されています。GDH抗原陽性の場合は便中にC.difficileが存在することが示唆され、さらにトキシン陽性の場合は、それが毒素を産生して病原性を発揮していることが強く疑われます。このような迅速診断キットには、トキシンの検出感度が低いという課題があります。したがって、迅速検査結果に基づくトキシン陽性患者発生率をみるだけでは、実際のCDIの状況を過小評価する恐れがあります。

　この欠点を補うために、当院では2017年6月にGDH抗原陽性かつトキシン陰性の無形便検体にはC.difficile培養検査を併用し、検出されたコロニーを用いて再度トキシン検査を行う2段階アルゴリズムを採用しました。

　さらに、2019年11月以降は、培養陰性例にはPCRを実施するアルゴリズムに変更しました。PCR導入以降の発生率をみると、2020年度に上昇したものの、2021年度は減少に転じました。要因の1つに、同年度の手指衛生実施率が上昇したことがあると推測されます。当院では、今後もCDI予防のために、手指衛生の推進や衛生的な環境の管理に取り組んでいきます。

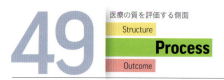

第12章 感染管理

手指衛生実施率

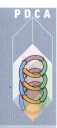

世界保健機関（WHO）や米国疾病対策センター（CDC）は、医療関連感染（HAI）予防ガイドラインにおいて、手指衛生の実施を強く推奨しています[1)2)]。

その根拠となっているのは、多面的介入により手指衛生実施率が上昇した後、感染症や保菌の発生率の減少を認めた観察研究です。観察研究とはいえ、同様の現象が国内外の多数の病院から報告されていることや、手指衛生の実施により手指の細菌数が減少するとHAIも減少するという理論が科学的常識と矛盾しないことから、手指衛生の実施はもっとも基本的かつ重要なHAI予防策に位置付けられています。

手指衛生実施率
Hand hygiene

病棟

年	方法	分子／分母	%
'11	担当者による直接観察法	156／292	53
'12	家庭用ビデオカメラによる直接観察法	1,670／3,676	45
'13	常設ネットワークカメラによる直接観察法	2,868／4,768	60
'14	常設ネットワークカメラによる直接観察法	4,107／5,894	70
'15	常設ネットワークカメラによる直接観察法	4,791／6,589	73
'16	常設ネットワークカメラによる直接観察法	3,672／4,958	74
'17	常設ネットワークカメラによる直接観察法	3,637／4,655	78
'18	常設ネットワークカメラによる直接観察法	3,257／4,330	75
'19	常設ネットワークカメラによる直接観察法	4,837／6,803	71
'20	常設ネットワークカメラによる直接観察法	5,916／7,495	79
2021	常設ネットワークカメラによる直接観察法	分子9,191回／分母11,115回	83%
参考値[1)]			40%

病棟以外[*1]

年	方法	分子／分母	%
'14	管理者に任命された担当者による直接観察法	2,721／4,033	67
'15	管理者に任命された担当者による直接観察法	4,696／5,743	82
'16	管理者に任命された担当者による直接観察法	6,499／8,377	78
'17	管理者に任命された担当者による直接観察法	7,921／9,593	83
'18	管理者に任命された担当者による直接観察法	8,934／10,460	85
'19	管理者に任命された担当者による直接観察法	10,518／12,894	82
'20	管理者に任命された担当者による直接観察法	11,157／13,243	84
2021	管理者に任命された担当者による直接観察法	分子11,308回／分母12,910回	88%
参考値[1)]			40%

[*1] 外来、検査部門、手術部門、透析部門、リハビリテーション部門、サテライトクリニックを含む

● 当院値の定義・計算方法
分子：病棟において手指衛生を実施した機会数[*2]
分母：病棟において手指衛生を実施する必要があった機会数
[*2] 各病棟を四半期に2回。1回につき平均60分間モニタリングした際の機会数の合計

● 参考値の定義・計算方法[1)]
分子：手指衛生を実施した機会数
分母：手指衛生を実施する必要がある機会数

参考文献
1) Centers for Disease Control and Prevention: Guideline for Hand Hygiene in Health-Care Settings, 2002. MMWR 2002; 51: RR-16. http://www.cdc.gov/handhygiene/guidelines.html（2022.06.24 available）
2) WHO: WHO Guidelines on Hand Hygiene in Health Care. 2009. http://www.who.int/publications/i/item/9789241597906（2022.06.24 available）
3) Zingg W, Holmes A, Dettenkofer M, et al.: Hospital organisation, management, and structure for prevention of health-care-associated infection: a systematic review and expert consensus. Lancet Infect Dis. 2015; 15 (2): 212-224.

Plan 目標設定・改善策立案
- 手指衛生実施率の目標値を85%とする

Do 改善策の実施
- 2011年度 QIセンター感染管理室スタッフによる直接観察法を用いたモニタリングを開始
- 2012年度 QIセンター感染管理室スタッフによる家庭用ビデオカメラを用いたモニタリングに変更
- 2013年度 QIセンター感染管理室スタッフによる常設ネットワークカメラを用いたモニタリングに変更
- 2014年度 病棟以外の部門における直接観察法によるモニタリングを追加
- 2015年度 職員に手指衛生を促す声かけを実施。患者に依頼するステッカーを病室や診察室に貼付
- 2016年度 アルコール過敏症職員が使用する非アルコール性手指消毒薬を導入
- 2017年度 一部の部門、職員において業績評価の一指標に手指衛生実施率を採用
- 2019年度 病院全体で取り組む重点課題の1つに手指衛生実施率を選択し、目標値を85%に設定

Act 標準化の徹底、問題同定・改善策の見直し
- 以下を継続
  - 手指衛生実施率のモニタリングとフィードバック
  - 実施率の低い部門および職員の特定と個別指導
  - 実施率が高い部門に報酬として表彰状およびコーヒー券の贈呈
  - 各部門担当者によるモニタリングと改善
  - 各部門のQuality Improvement Board（質改善掲示板）への手指衛生実施率の掲示

Check 改善策の効果確認
- 手指衛生実施率の経時的変化を確認

直接観察法によるモニタリングや個別指導などを実施。部門内の改善活動の支援が病院全体の実施率改善へ

　世界各国の病院から報告される医療従事者の手指衛生実施率は平均約40%と、決して高くありません[1]。実施率を評価するために、WHOは訓練を受けた担当者が医療従事者の行動を直接観察する手法を推奨しています。この評価法の長所は、適切なタイミングや方法で手指衛生が行われているかを、実際に目で見て確認できる点です。主な短所は、手指衛生を要するすべての機会のうち数%しか観察できないため、施設の全体像が把握しづらいこと、そしてホーソン効果（他人から監視されていると思うことで望ましい方に行動が変化する）により起こる一時的な過剰評価が挙げられます。

　当院では、2011年度まで感染対策担当者が臨床に出向いて直接観察を実施していましたが、2012年度からは病棟の通路などに一定時間、三脚で家庭用ビデオカメラを設置して実施率を確認する方法に変更しました。これに伴い、実施率は8ポイント減少しましたが、観察場面が増加し、以前よりも正確に現状を把握できるようになった

と考えました。2013年度からは、病棟の天井に小型のネットワークカメラを設置し、全病棟の手指衛生実施状況が1台のコンピュータで確認できるようになりました。動画は1週間分保存されるため、さまざまな時間帯における実施率を観察することができます。2014年度からは、病棟以外の部門や事業体において任命された担当者が、直接観察法によるモニタリングを実施しています。

　手指衛生実施率は、患者エリアに設置されたQuality Improvement Board（質改善掲示板）に提示し、その部署を訪れる誰もが最新の実施率を確認できるようになっています。また、部門と職種のランキングも全職員に公表しています。手指衛生実施率の向上には、課題や改善状況を評価するために比較可能なデータをフィードバックすることが推奨されているためです[3]。2018年度以降の実施率は減少傾向にありましたが、新型コロナウイルス感染症（COVID-19）の流行もあり、2020年度には持ち直し、2021年度には過去最高となりました。

50 手術部位感染（SSI）発生率

第12章 感染管理

医療の質を評価する側面：Outcome

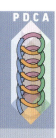

　手術部位感染（SSI）とは、創部や手術中に操作した筋層や臓器に起こる感染症を指します。

　SSIは外科患者の医療関連感染ではもっとも多く38%を占め、手術患者の24人に1人の割合で発生します[1]。また、1件のSSIにより入院期間が7〜10日間延長し、術後に死亡する患者の75%においてSSIが直接的な死因となっています[2,3]。一方で、エビデンスレベルの高い予防策の実施により、SSIの約55%は予防可能であるといわれています[4]。

手術部位感染（SSI）発生率　Surgical site infections

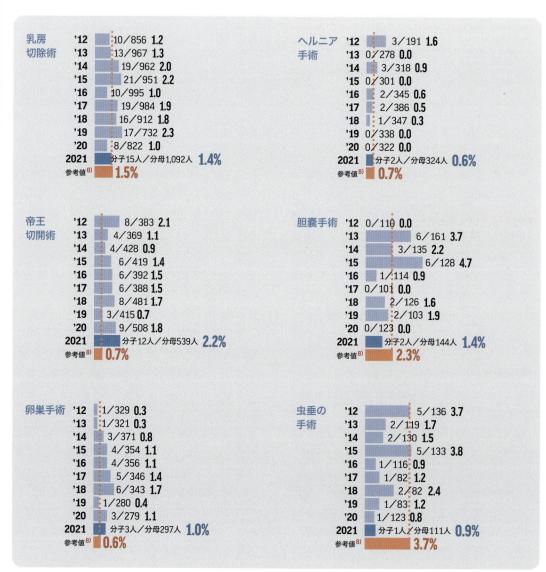

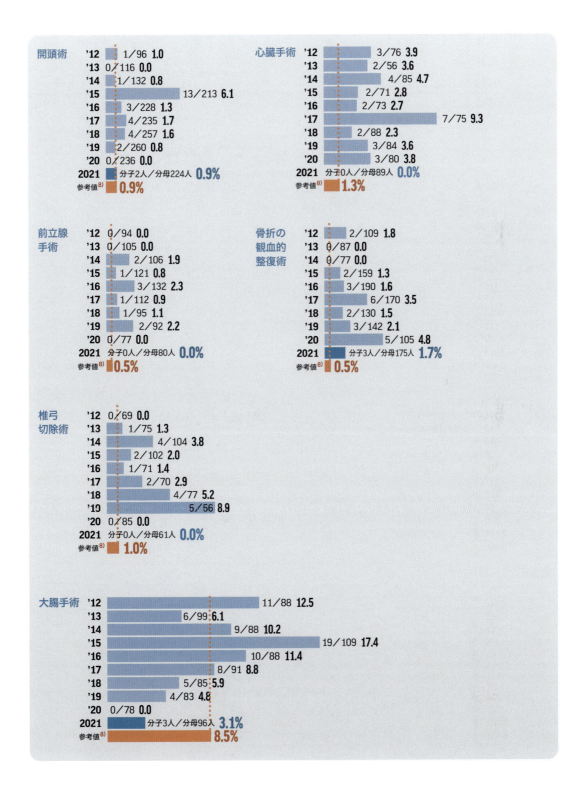

50 手術部位感染(SSI)発生率

第12章 感染管理

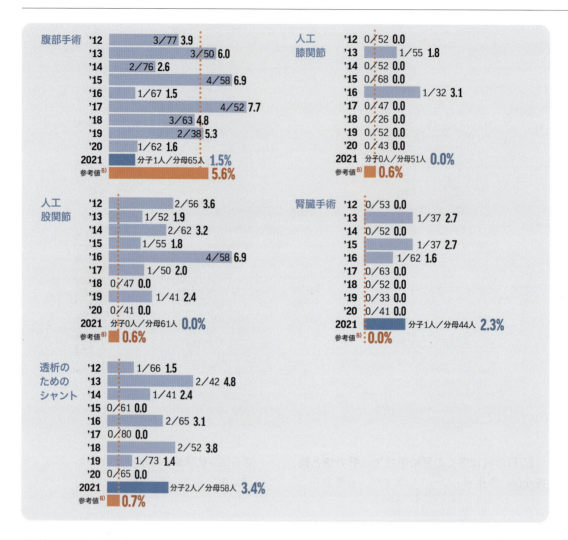

● 当院値の定義・計算方法
分子：分母と同じ1年間に40例以上実施された手術手技別のうち、厚生労働省院内感染対策サーベイランス（Japan Nosocomial Infections Surveillance：JANIS）事業のSSI判定基準に合致した患者数
分母：1年間に40例以上実施された手術手技別患者数

● 参考値の定義・計算方法 [8]
分子：JANIS事業参加病院において、2021年1月〜12月期に同事業のSSI判定基準に合致した手術手技別患者数
分母：上記の病院および期間における手術手技別患者数

参考文献

1) Consensus paper on the surveillance of surgical wound infections. The Society for Hospital Epidemiology of America, The Association for Practitioners in Infection Control, The Centers for Disease Control, The Surgical Infection Society. Infect Control Hosp Epidemiol. 1992; 13(10): 599-605.
2) Boyce JM, Potter-Bynoe G, Dziobek L: Hospital reimbursement patterns among patients with surgical wound infections following open heart surgery. Infect Control Hosp Epidemiol. 1990; 11(2): 89-93.
3) Poulsen KB, Bremmelgaard A, Sørensen AI, et al.: Estimated costs of postoperative wound infections. A case-control study of marginal hospital and social security costs. Epidemiol Infect. 1994; 113(2): 283-295.
4) Umscheid CA, Mitchell MD, Doshi JA, et al.: Estimating the proportion of healthcare-associated infections that are reasonably preventable and the related mortality and costs. Infect Control Hosp Epidemiol. 2011; 32(2): 101-114.
5) Allegranzi B, Bischoff P, de Jonge S, et al.: New WHO recommendations on preoperative measures for surgical site infection prevention: an evidence-based global perspective. Lancet Infect Dis. 2016 ;16(12):e276-287.
6) Berríos-Torres SI, Umscheid CA, Bratzler DW, et al.: Centers for Disease Control and Prevention Guideline for the Prevention of Surgical Site Infection, 2017. JAMA Surg. 2017;152(8):784-791.
7) Ban KA, Minei JP, Laronga C, et al.: American College of Surgeons and Surgical Infection Society: Surgical Site Infection Guidelines, 2016 Update. J Am Coll Surg. 2017; 224(1): 59-74.
8) 厚生労働省 院内感染対策サーベイランス事業SSI部門 公開情報 2021年年報 https://janis.mhlw.go.jp/report/ssi.html （2022.07.01 available）

Plan 目標設定・改善策立案	**Do** 改善策の実施	
● SSI発生率が厚生労働省JANIS事業の平均発生率未満となることを目標とする	● 2007年度	大腸手術を対象にサーベイランスを開始し、閉腹時の感染対策（手袋の交換、洗浄用の生理食塩水の増量、清潔な閉腹セットの使用など）を導入
	● 2011年度	心臓血管外科手術を対象に術後血糖値のコントロール（麻酔終了後18〜24時間の血糖値が≦180mg/dL）をQI指標としてモニタリング開始
	● 2011年度	皮膚切開前1時間以内に予防的抗菌薬投与を開始した手術の割合をQI指標としてモニタリング開始
	● 2012年度	眼科を除く全手術手技について、SSI発生率の定期的な測定とフィードバックを開始
Act 標準化の徹底、問題同定・改善策の見直し	● 2014年度	皮膚消毒薬を10%ポビドンヨードから1%クロルヘキシジンアルコールに変更
● SSI発生率が参考値を超える手術手技について要因を検討するとともに、近年の新しいSSIガイドラインを参考に、新たな対策の導入を検討[5) 6) 7)]	● 2014年度	乳房再建術を対象に、術前の黄色ブドウ球菌鼻腔培養検査と除菌、術前日と当日のクロルヘキシジンシャワー浴を開始
	● 2015年度	心臓血管外科手術（開胸術）、整形外科手術（人工股関節および膝関節手術、椎弓切除術の一部）、および人工物を使用する乳腺外科手術を対象に、術前の黄色ブドウ球菌鼻腔培養検査と除菌、術前日と当日のクロルヘキシジンシャワー浴を開始
	● 2016年度	低体温予防を目的として温風式加温装置を導入
Check 改善策の効果確認	● 2017年度	緊急的な心臓血管外科手術（開胸術）を受ける患者に対し、ムピロシン軟膏の鼻腔内塗布を開始
● SSI発生率の経時的変化を確認するとともに参考値と比較	● 2017年度	最新の知見に基づき術前予防抗菌薬に関するマニュアルを改訂
	● 2018年度	執刀医へのデータのフィードバックを継続
	● 2019年度	周術期の抗菌薬予防投与について抗菌薬適正使用支援チームがモニタリングを強化
	● 2022年度	循環器・心臓血管外科ICUにおいてクロルヘキシジンを用いた全身清拭を開始

最新のSSI予防ガイドラインに基づき担当部門と継続的にSSI対策を検討

2021年度は多くの手術手技で、参考値と同等か低い発生率となっていますが、参考値を上回る手術手技については、最新のSSI予防ガイドラインを参考にしながら担当部門と予防策を検討しています[5) 6) 7)]。

特に人工埋め込み物（インプラント）を使用する手術では、SSIにより患者のQOLが著しく低下する場合があるため、積極的に改善を進めています。例えば、心臓血管外科手術、整形外科手術、乳房手術のなかで、インプラントを使用する術式を対象に、術前の鼻腔培養検査とムピロシン軟膏を用いた除菌を導入してからは、いずれの術式でもSSI発生率の減少を認めています。

さらに、抗菌薬の術前予防投与は、当院ではほぼ全例で皮膚切開前1時間以内に行われていますが、2017年度はマニュアルを改訂し、用量や術中追加投与のタイミング、MRSA保菌者に対する抗MRSA薬の併用などをより明確にし、周知しました。2018年度以降は発生率の推移をみながら、執刀医へのデータのフィードバックを継続しています。また、2019年度以降は抗菌薬適正使用支援チームが、術前および術中の適正な抗菌薬予防投与についてモニタリングを強化しています。発生率が参考値を上回る術式については、担当診療科と要因および予防策について協議を継続しています。

Quality Indicator 2022 ［医療の質］を測り改善する
聖路加国際病院の先端的試み

2023年2月20日　初版第1刷発行

［編集］	聖路加国際病院 QI センター QI 委員会
［発行人］	赤土正明
［発行所］	株式会社インターメディカ
	〒102-0072　東京都千代田区飯田橋2-14-2
	TEL. 03-3234-9559　FAX. 03-3239-3066
	URL.http://www.intermedica.co.jp
［印刷］	図書印刷株式会社
［デザイン］	GRID CO.,LTD.
	株式会社デザインコンビビア（AD：岡野祐三）

ISBN978-4-89996-457-5
定価はカバーに表示してあります。

本書の内容（本文、図表、写真、イラストなど）を、当社および著作権者の許可なく無断複製する行為（複写、スキャン、デジタルデータ化、翻訳、データベースへの入力、インターネットへの掲載など）は、「私的使用のための複製」などの著作権法上の例外を除き、禁じられています。
病院や施設などにおいて、業務上使用する目的で上記の行為を行うことは、その使用範囲が内部に限定されるものであっても、「私的使用」の範囲に含まれず、違法です。
また、本書を代行業者などの第三者に依頼して上記の行為を行うことは、個人や家庭内での利用であっても一切認められておりません。